破折を予防する歯内療法とその後の修復処置

5つのチェックポイント

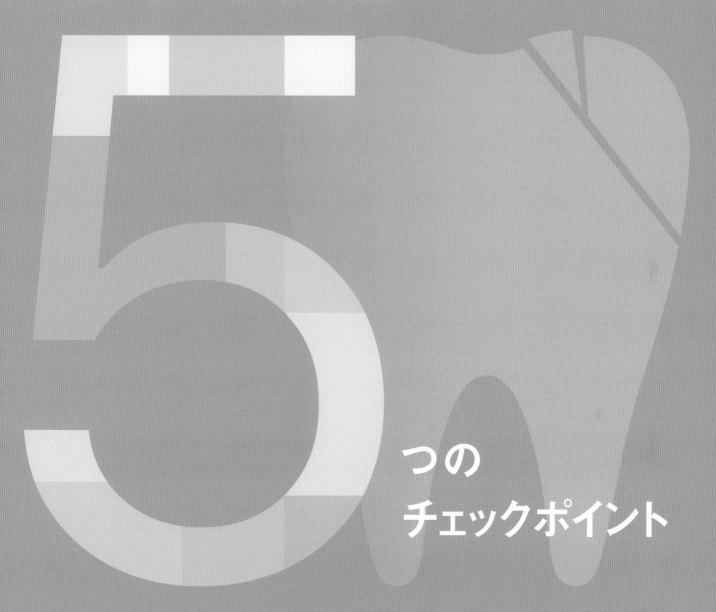

デンタルダイヤモンド社

はじめに

　歯の破折（とくに垂直性歯根破折）は、直接的に歯を失うことにつながる最悪の事態であり、歯科医師であれば最も遭遇したくない臨床的な状況の一つであるといってよい。歯の破折を予防するために我々ができることとは、どのようなことがあるのだろうか？

　対策をとるためには、まず破折の原因を知らなければならない。歯の破折は多因子であるといわれており、歯科医師がコントロールできる要因と、コントロールしづらい要因とがある。それらを洗い出し、コントロールできる要因に関しては、その対応策を可及的に実践していくことが我々歯科医師にできる、数少ない破折を遠ざける道であり、課せられた責任でもある。

　コントロールが可能な要因の例としては、①歯冠歯質の削除過多（修復処置）、②ピンによる補強、③根管形成過多、④ポストや破折器具の除去、⑤ポスト設置、⑥不適切な歯冠修復処置などが代表的なものである。

　一方、コントロールが困難な要因の例としては、①咀嚼運動、②パラファンクション、③急な咬頭傾斜角、④温度変化などが挙げられる。

　本書においては、コントロール可能な要因に対して具体的にどのようなことを注意しながら臨床を進めていけばよいのかに焦点を当てて、科学的な知見、専門家の共通意見、臨床例などをバランスよく構成した。

　先生方の一助となれば幸いである。

2018年3月

石井　宏

破折を予防する歯内療法と
その後の修復処置
5つのチェックポイント

CONTENTS

はじめに ……………………………………………………………………………………… 3
石井　宏

1　抜髄、抜歯する？しない？
尾上　正治

1）抜髄の見極め ……………………………………………………………………… 8
　　（1）歯髄診断
　　（2）歯髄診査
　　（3）歯周組織診査
2）抜髄後の歯質
　　（1）根管治療歯（失活歯）の物理的生体理学的特性
3）抜歯の見極め
　　（1）根管治療歯の抜歯の理由

2　歯を守るための歯内療法5つのチェックポイント

■ **チェックポイント01　髄腔開拡** ……………………………………………… 28
田中　浩祐

1）髄腔開拡のステップ
　　（1）う蝕および修復・補綴物の除去
　　（2）残存歯質の精査
　　（3）ラバーダム防湿
　　（4）外形線の設定
　　（5）ストレートラインアクセスの形成
2）上顎前歯の開拡
3）上顎・下顎小臼歯の開拡
4）上顎大臼歯の開拡
5）下顎切歯の開拡
6）下顎大臼歯の開拡

■ **チェックポイント02　根管形成・拡大** ……………………………………… 35
田中　浩祐

1）根管形成の意義

2）根管系の解剖学的特性
3）根管形成前に理解すべきこと
4）根管形成の実際
5）グライドパス
6）機械的拡大
7）根管壁の仕上げ

■チェックポイント03　根管洗浄・貼薬・充填 ……… 44
田中　浩祐

1）根管洗浄の意義
2）根管内の細菌
3）化学的根管洗浄液
4）洗浄液の象牙質への影響
5）洗浄液のデリバリー
6）根管貼薬の位置づけ
7）貼薬剤としての水酸化カルシウム
　　（1）水酸化カルシウムと歯根破折
8）根管充填
　　（1）垂直加圧充填の臨床ステップ
　　（2）垂直加圧根充と歯根破折との関連

■チェックポイント04　支台築造と接着 ……… 52
大森　さゆり　尾上　正治

1）漏洩と破折を防ぐ支台築造
　　（1）根管治療後の主な失敗原因
　　（2）既根管治療歯の根破折
　　（3）漏洩と破折を防ぐ支台築造方法
　　（4）漏洩を防ぐ築造時期
　　（5）漏洩を防ぐ築造時のラバーダム防湿
　　（6）破折抵抗性を高める歯の要因
　　（7）漏洩や破折を防ぐポスト設置
　　（8）歯種別のポストの必要性
　　（9）ポストとコアマテリアルの選択
　　（10）ファイバーポストは漏洩を防ぐか
　　（11）ファイバーポストは破折を防ぐか
　　（12）破折を防ぐポストの準備
2）漏洩と破折を防ぐ根管象牙質の接着
　　（1）根管象牙質接着の問題点
　　（2）根管象牙質への適切な接着とは
　　（3）実際の築造時接着手順

■チェックポイント05　補綴物の形態 ……… 76
尾上　正治　大森　さゆり

1）根管治療後の予防的な修復処置
　　（1）根管治療歯の抜歯理由
　　（2）根管治療の修復形態
　　（3）接着は有効か―接着が発達した今、臼歯部は充填で良いのか？
　　（4）まとめ

1 抜髄、抜歯する？しない？

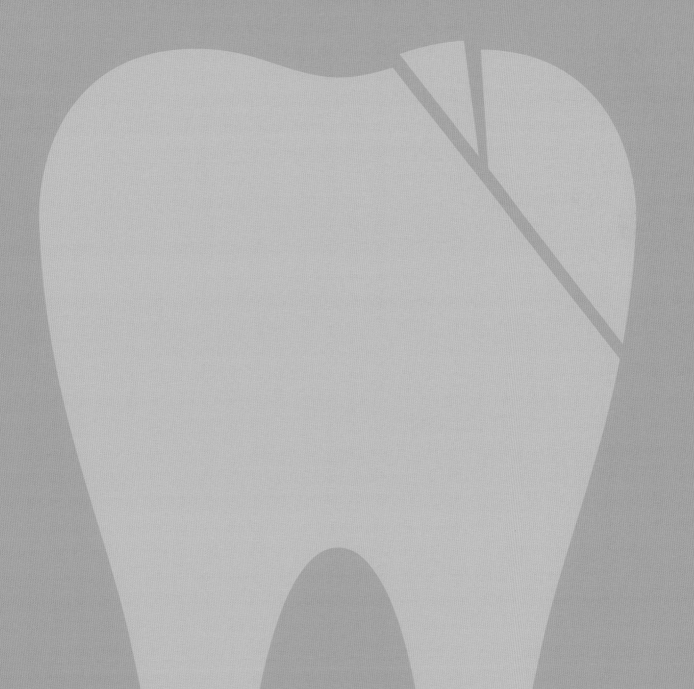

1 抜髄、抜歯する？しない？

尾上 正治

1) 抜髄の見極め

　歯髄はう蝕に代表される細菌刺激、酸などの化学的刺激、切削などの機械的刺激などにより炎症を起こし、時には強い痛みを伴う。この炎症を抑えるために刺激の原因を除去するわけであるが、時には原因を取り除いても炎症の進行が止まらず、歯髄組織を除去する抜髄処置が行われる。この日常臨床で少なからず行われる抜髄処置であるが、歯髄を除去するか否かの意思決定は何を基準に行えばよいのであろうか？　また、我々の臨床において歯髄を除去するか、保存するかで迷うことはないであろうか？　たとえばう蝕が非常に大きく、X線写真上では歯髄に近接しているが患者は痛みを訴えていない。治療を開始し、軟化象牙質を除去すると露髄し髄腔から出血がみられた場合、歯髄は除去したほうがよいのだろうか？

　この問題を解決するには、まず歯髄の病態を把握するために歯髄の診査（検査）をしなければならない。Seltzerら[1]は、『診断が終った後、歯髄の状況が治療中にわかると、実際には違っていることに驚く。歯髄の除去が選択されれば、歯髄の病態を予測することは学問的な興味でしかないかもしれない。しかし、正確に歯髄の病態が評価されれば、歯髄の生活力を維持することは可能である』と述べている。

　上記で述べている要点は、歯髄の病態の重症度はわからなくても、抜髄するなら、「ちょっと悪いのも、凄く悪いのも関係ない」ということである。それともう1点は、困難ではあるものの歯髄の病態をより正確に把握できれば、除去するか保存可能かの見極めができる。いわゆる治療法（生活歯髄療法か抜髄）が決定できるということである。

(1) 歯髄診断

　歯髄の炎症がどの程度進行すると抜髄しなければならないのであろうか？　急性漿液性歯髄炎、急性化膿性歯髄炎など、歯髄（炎）の病態の重症度や種類に基づいた分類名（表1）が知られている。これらの病名は病理組織像から得られた病名であるものの、病態の進行における時系列のある1点での評価であり、実際には1つの歯の歯髄組織にいくつかの病態が混在する場合があるため、病理組織像との関連性が低く、症状との一致度もそれほど高くない[1,2,3]。

　また、我々が行う歯髄診査の方法では病態の細かい重症度（進行度）を導き出すことは不可能である。診査（検査）から導き出される診断名というのは臨床家や研究者間のコミュニケーションを可能にし、また臨床と関連のある単純で実用的な用語を使用することにより病態の進行度を把握することができるものがふさ

表1　主に病理組織像から得られた歯髄炎の分類名
実際は1つの歯の歯髄組織に混在する場合があるため、一部性、全部性と炎症の
波及状態を分類名に付けて表すが（例：急性一部性化膿性歯髄炎）、実際の病理
組織像との関連性が低く、症状との一致度もそれほど高くない。

歯髄疾患の分類	
・歯髄充血	・慢性増殖性歯髄炎
・急性単純性歯髄炎	・歯髄壊死、歯髄壊疽
・急性化膿性歯髄炎	・歯髄変性
・慢性潰瘍性歯髄炎	etc.

表2　AAEの推奨する診断名
歯髄組織と根尖部歯周組織に診断名をわけて診断名をつける。
治療法の決定に目的をおいている。

Pulpal	Apical
Normal Pulp： 臨床診断分類では、症状がなく歯髄テストにも正常反応。	**Normalal apical tissues：** 打診や触診に敏感ではない正常な歯と同様な根尖部歯周組織。X線的に歯槽硬線や歯根膜腔は正常。
Reversible pulpitis： 主観的、客観的に基づいた臨床診断において歯髄に炎症はあるが、正常状態に戻ることができる状態。	**Symptomic apical periodontitis：** 根尖部歯周組織は炎症を起こし、打診、咬合、触診により痛みを感じる。またX線像で根尖部に透過像を認める場合もある。
Symptomic irreversible pulpitis： 主観的、客観的に基づいた臨床診断において歯髄の炎症が正常状態に戻ることができない状態。長引く冷温熱痛、自発痛、関連痛。	**Asymptomatic apical periodontitis：** 歯髄由来の炎症と破壊が根尖歯周組織にみられる状態。X線的な透過像はみられるが、臨床症状はない。
Asymptomatic irreversible pulpitis： 主観的、客観的に基づいた臨床診断において歯髄の炎症が正常状態に戻ることができない状態。症状はないが、う蝕や外傷、う蝕除去による露髄がみられ根管治療が必要。	**Acute apivcal abscess：** 急性発作、自発痛、圧痛、膿瘍形成、腫脹などに特徴づけられる歯髄の感染、壊死による炎症反応。
Pulp necrosis： 臨床診断分類では歯髄死、歯髄テストで反応なし。	**Chronic apical abscess：** 歯髄の感染、壊死による炎症反応、違和感、瘻孔からの排膿の慢性症状に特徴づけられる。
Previously treated： 臨床診断分類では、すでに根管治療がされた歯であり、根管は貼薬剤以外の充填材で充填されている。	**Condensing osteitis：** 持続的な低刺激による歯槽骨の反応として、根尖部に限局したX線不透過像。
Previously initiated therapy： 臨床診断分類では、すでに部分的な根管治療が行われている歯（断髄や抜髄）。	

わしく、これによって病態にあった適切な処置を指示もしくは選択できなければならない[4]。そのため前述した病理組織像から求められた病名、いわゆる診断名は、歯髄除去や歯髄保存の決定には適さない。では、どのような診断名、病名が適しているだろうか？

　米国歯内療法学会（AAE）の推奨する歯髄診断名（表2）は治療法の決定、いい換えると歯髄を除去するか否か、に目的をおいた診断名であり、歯髄組織と根尖部歯周組織に診断名を分けて表記している。

　たとえば、歯髄の診断名が可逆性歯髄炎とされれば、歯髄は保存できる可能性があり、不可逆性歯髄炎とつけば歯髄は保存できない可能性があるということになる。

(2) 歯髄診査

　診断名を導きだすためにはいくつかの診査（検査）を行い、歯髄の状態を把握しなければならない。その診査方法とその結果から推察できることを以下にまとめる。

診査順序

　診査の順番は痛みや症状のある患歯から離れた歯より行う。痛みや症状のある歯から先に診査（検査）を行ってしまうと、さらなる痛みの増加を招いてしまい診断が困難になってしまう。また、診査（刺激）の方法も強くないものから行い、最後に痛みを誘発する診査（刺激）を行う。

例）患歯（病気の疑いのある歯）の反対側の健常歯→対合歯→患歯付近 →患歯
例）主訴が冷刺激に対する痛みである場合には冷刺激による診査は最後に行い、
　　触診などの弱い刺激の診査（検査）から始める。

診査方法

　ここでは歯髄を除去するか保存するかの意思決定に重点をおいて、いくつかの診査（検査）法について解説する。
　歯髄診査は、感度テスト（Sensibility test）と生活反応テスト（Vitality test）にわけられる。感度テストには温度診、電気診、切削診が含まれ、生活反応テストにはパルスオキシメーターやレーザードップラー血流計を用いた試験が含まれる。
　感度テストは歯に刺激を与えたときの歯髄の神経線維の反応を、生活反応テストは血液供給が歯髄組織内に存在するかを測定する試験である。歯髄の生死は血流の有無により判定されるため、生活反応テストにより判定可能であるが、装置の使用が繁雑で実際の臨床応用に至ってはいない。したがって、感度テストのみで歯髄の生死を含む病態を診断することになる。また、画像診断、視診はもちろん、問診による主訴や痛みの既往の聴取は重要であり、とくに患歯の痛みの既往は不可逆性歯髄炎を疑ううえで重要である。

例）2～3日前に眠れないぐらい強い痛みがあった、など

①感度テスト (Sensibility test)

　歯髄の痛みに関連する神経線維（Aδ、C線維）の反応を診る。Aδ、C線維の特徴を表に記す(表3)。
　Aδ線維は主に機械的刺激により痛みが誘発され、特徴として瞬間的な鋭い痛みを発する。象牙質の痛みに関連し、支台歯形成などに代表される急性の組織障害により誘発される。この痛みについてはいくつかの説があり、メカニズムは解明されていないが、主に動水力学説によるものではないかといわれている[5]。また、炎症が存在すると閾値の低下や反応時間の延長が起こる。

表3 Aδ、C線維の特徴

Aδ線維は象牙質の痛みに関連し、C線維は主に歯髄に病的な炎症があった場合の痛みに関連する

	Aδ線維	C線維
速度	12〜30m/s（速い）	0.5〜25m/s（遅い）
直径	1〜6μm	0.2〜1.5μm
髄鞘の有無	有髄神経線維	無髄
痛みの特徴	鋭く極めて限局的な痛み （一次痛）	遅れて生じる鈍く周辺に広範囲に放散する痛み （二次痛）
受容器の種類	高閾値機械受容器 動水力学的刺激に応答する （切削刺激・乾燥刺激・触刺激・高張刺激）	ポリモーダル受容器 歯髄の直接刺激 （機械的刺激、熱刺激：15℃以下/43℃以上、化学的刺激）
存在部位	PDJ（歯髄象牙境）	歯髄深部
感度試験との関連	象牙質に与えられた刺激に関する痛み	しばしば病的な状況下で活性化 歯髄炎に関連した痛み
低酸素症への耐性	なし	あり
組織圧への耐性	なし	あり

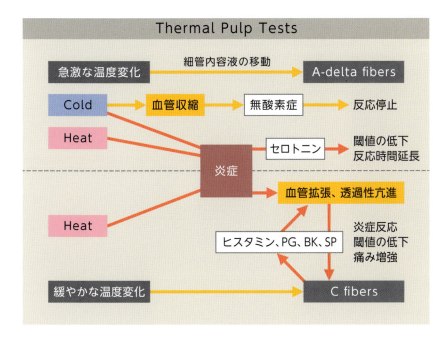

図1
Aδ、C線維の温度試験による反応のメカニズム（仮説）

※正常状態では黄色の矢印、炎症下では赤い矢印で反応する。点線上部がAδ線維の反応、下がC線維の反応。
Aδ線維は冷温診での急激な温度変化で反応する。このメカニズムは動水力学説によるものといわれている。C線維は正常時では緩やかな温度変化に直接反応する。有害刺激下では肥満細胞の脱顆粒、栄養の供給障害、細胞損傷により炎症が起こり、血流量の増加によりさまざまなケミカルメディエーターが放出され炎症が促進される。結果、反応閾値の低下、痛みの増強、反応時間の延長が起きる。

C線維は主に歯髄深部にあり、視床に信号が届く前にさまざまな介在神経に調整されるため鈍い痛みとなる。無髄神経で直径も細いため伝達も遅い。組織障害に関連し、しばしば病的な状況下で活性化され神経ペプチド（SubstanceP、CGRPなど）の産生を担う[6]。つまり歯髄に病的な炎症があった場合の痛みに関連する。

また、炎症が存在するとAδ線維同様、閾値の低下や反応時間の延長が起こる[6]。これらの感覚神経反応を以下の診査（検査）の結果から推測するわけである。刺激下、炎症下での温度試験での神経反応のメカニズムを図に記す（図1）。

【歯髄診査における感度テストの種類】
　a. 温度刺激試験
　　　冷刺激試験、温熱刺激試験
　b. 電気歯髄試験
　c. その他

a.温度刺激試験

　歯面の頰側中央1/3から切縁もしくは咬合面1/3に冷刺激もしくは熱刺激を与え、歯髄神経線維の反応を診る。患者には痛みを感じている間挙手させ、痛みの継続時間を計り正常と思われる対称歯と比較する。歯髄に炎症が起こると、この継続時間は長くなる傾向にある。さまざまな研究から継続時間が報告されているが、その時間には幅があるため、必ず対称歯と比較すること。また、痛みの強度も参考になるが、患者自身の痛み閾値が低い場合（痛がり）や、知覚過敏の状態（可逆性歯髄炎）も痛みの強度は強いため注意する。

　方法：歯面の頰側中央1/3から切縁もしくは咬合面1/3に冷刺激もしくは熱刺激を与えるのだが、冷刺激ではパルパー、アイススティック、熱刺激では熱したストッピングやヒートソースを利用する（図2～4）。

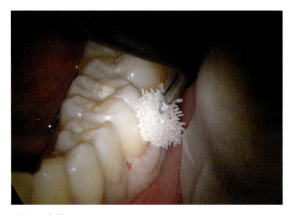

図2　冷診
パルパーでスポンジを冷却し、歯面に当てAδ線維の反応を診る。スポンジにパルパーを噴霧し十分に冷却して使用する。正しく冷却されるとスポンジの温度は－28℃になる。スポンジに水分を染み込ませて冷却すると氷と同程度の温度に調整できる。

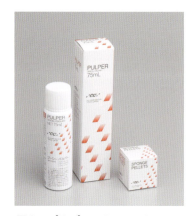

図3　パルパー（ジーシー社）

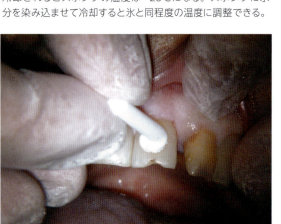

図4　温熱診
よく乾燥した歯面に熱源を当て感覚神経の反応を診る。Aδ線維の動水力学による痛み反応とC線維の熱による反応を診る。炎症存在下では、どちらの神経線維も反応時間は正常状態にくらべ延長されたり、強い反応を示す傾向にある。熱源には炎で熱したストッピング（熱したときに煙が一瞬あがり、つやが出る程度に温める（75℃程度）。歯面にあてた濡れ綿球をヒートソースで熱する方法、ラバーダムを装着状態で患歯に温めたお湯をシリンジでかける方法などがある。

b. 電気歯髄試験 (Electric Pulp Test)（図5）

EPT（Electric Pulp Test）は電気刺激で神経細胞に脱分極を起こす。つまり直接神経線維を興奮させる。歯面をよく乾燥させ、ジェル状のペーストをプローブの当てる部分に塗布する。プローブの当てる位置に決まりはないが、歯肉縁から離れた唇側中央1/3が当てやすいだろう。

反応がなければ他の歯面に当てる。反応の有無を調べるもので、反応した数値は関係ない。歯髄炎の重篤度はわからないが、歯髄の生死はわかる可能性が高い。EPTの電流ではC線維は興奮しないため、Aδ線維の反応の有無しかわからない[1]。

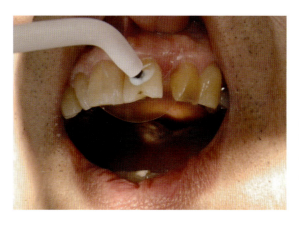

図5　電気歯髄試験（Electric Pulp Test）：EPT
電気刺激で神経細胞に脱分極を起こし、Aδ線維の反応をみる。歯髄炎の重篤度はわからないが、Aδ線維の生死はわかる可能性がある。

c. その他

■ 切削試験

無麻酔下で歯を切削し反応の有無を診る。さまざまな試験で結果が混在したときに行うが、不可逆的行為であるので最後の手段である。この試験も歯髄炎の重篤度はわからない。

■ 選択的麻酔試験

歯髄炎の重篤度はわからないが、患歯の特定が困難なときに行う試験である。痛みの原因歯と予想される歯に局所麻酔を行い、痛みが軽減することにより、原因歯を特定する方法。しかし麻酔が1歯に限局して奏功するかが疑問である。

■ 歯髄診査のエラーについて

たとえば冷診査、温熱診査に反応がなかったからといって、歯髄が失活していない場合や、電気的歯髄診査に反応があっても失活している場合がある。そのため歯髄診査のエラーを補正するには一つの診査法だけではなく、前述した複数の歯髄診査を行うことが重要である。

(3) 歯周組織診査

上述したように診断名は、歯髄の診断名と歯周組織の診断名に分けてつける。この歯周組織診査も歯髄炎の重篤度を知るために必要であり、歯髄の炎症が根尖歯周組織に波及しているかを知る手助けになる。

①打診、触診
a. 打診
　歯根膜に炎症が波及しているかを調べるために行う。ミラーの柄などで患歯を叩き、正常歯と比較して打診に過敏に反応する場合は、歯根膜に炎症が存在する疑いがある。
　ただし、咬合性外傷などの疾患でも起こるので鑑別には注意が必要である。

b. 触診
　歯根膜の炎症を歯槽骨の上から診査するために行う。根尖相当部の粘膜を綿棒などで押し、他の部位と比べ圧痛、腫脹がないか調べる。皮質骨の厚い部分では反応が出にくいことがある。

●

　以上の歯髄診査と歯周組織診査から正常歯髄、可逆性歯髄炎と診断されれば歯髄を除去する必要は少なく、不可逆性歯髄炎であれば歯髄を除去する可能性は高くなる。以下に歯髄診断名がいくつかの診査（検査）によってどのような反応を示すかを簡単に記す。

■ 正常歯髄 (Normal Pulp)
　歯髄は感度試験に正常に反応し、温度刺激により痛みの持続はみられない。

■ 可逆性歯髄炎 (Reversible Pulpitis)
　軽度の炎症が生じた状態。温度刺激により過敏な痛みを訴える場合もあるが、痛みは持続しない。

■ 不可逆性歯髄炎 (Irreversible Pulpitis)
　不可逆性歯髄炎には、症状を伴うものと伴わないものがある。
a. 症状のある不可逆性歯髄炎 (Symptomatic Irreversible Pulpitis)
　温度刺激により持続する痛みを引き起こす。また、現在も含め過去の自発痛の存在も重篤な歯髄症状と関連する。打診や触診に反応する場合もある。

b. 症状のない不可逆性歯髄炎 (Asymptomatic Irreversible Pulpitis)
　症状はないが、臨床診断において歯髄の炎症が正常状態に戻ることができない状態。たとえば深いう蝕がすでに歯髄に達しており、う蝕除去中に広範囲の露髄が起きてしまう場合など。

　以下に症例を挙げ、歯髄、歯周組織診査からの結果と診断名を記す。

症例1（図6）

「6、冷たい、熱い飲みもので痛みがある。現在自発痛あり。
冷温刺激試験で痛みは誘発され、刺激を除去しても12秒間痛みが続いた。打診（＋）、触診は（−）。
歯髄診断名：症状のある不可逆性歯髄炎（Symptomatic Irreversible Pulpitis）
根尖部歯周組織診断名：症状のある根尖性歯周組織炎（Symptomatic apical periodontitis）

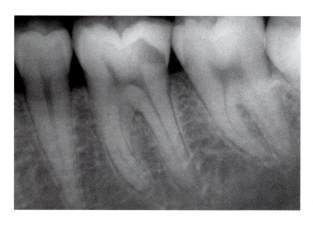

図6

症例2（図7）

「6、近心にう蝕像。冷たい飲みもの、甘いものに過敏。打診、咬合痛なし。
冷診で過敏反応が再現されたが、長引く痛みはない。過去に痛みの既往もなし。
歯髄診断名：可逆性歯髄炎（Reversible Pulpitis）
根尖部歯周組織診断名：正常な根尖性歯周組織（Normal apical tissues）

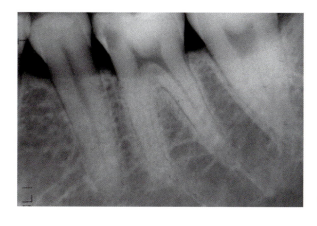

図7

　症例1、2は同じ部位で、う蝕の大きさもほぼ同程度であるが、診断の結果から行う処置も変わってくる。症例1では歯髄の保存は困難と診断し抜髄が適応となる。

2) 抜髄後の歯質

(1) 根管治療歯（失活歯）の物理的・生体力学的特性

"歯の神経を取ると歯は脆くなる"と、歯科医師はよく患者に対して説明していないであろうか？　また、患者側からそのような理由で根管治療を拒まれる経験をしたことはないだろうか？　抜髄処置により歯髄組織を失った歯の物理的・生体力学的特性は本当に有髄歯と異なるのであろうか？　歯髄組織を除去すると感覚はどのように変化するのか？

この項では根管治療歯（失活歯）の物理的・生体力学的特性と感覚受容器の変化について考察する。

Papa[7]らは歯の物理的特性が生活歯と根管治療歯で異なるかを調べるため、相対する23組の抜去歯を用いて含水量について調べた。その結果、根管治療歯は重量比で2.05%生活歯より含水量が少ないことがわかった。この水分量の差は生活歯とくらべて有意差はなかった。

次に歯の強度に関する生体力学的特性について触れてみる。

Huang[8]らは、湿潤状態を変えて象牙質そのものの機械的特性を調べた。実験は図8のように生活歯と失活歯から象牙質のサンプルを切り出して湿潤状態を変え、サンプルにさまざまな負荷（圧縮試験、間接引張試験、衝撃試験）を与えた。得られた応力歪み曲線からヤング率、比例限界、極限強さを検討した（図9）。結果は象牙質そのものの機械的特性は生活歯と失活歯では有意差がなく、また湿潤状態も歯の強度にはあまり影響を与えないということであった。

Lewinstein[9]らは、失活歯の歯根象牙質の硬度が時間経過によって変化するかを調べたが10年経過しても歯根象牙質のビッカース硬度に変化があまりみられない結果となっている。

Sedgleyら[10]は、根管治療歯と有髄歯の生体力学的な特性を比較するため、補綴学的な理由で抜歯された23本の根管治療歯と同一個人の相対する有髄歯について、生体力学的な試験（穿開剪断試験、靱性試験、硬度試験、破折抵抗試験）を行った。その結果、すべての試験において根管治療歯と有髄歯の間に統計学的な有意差はなかった。この研究から歯髄を失った根管治療歯の生体力学的な特性は変化しないことがわかる（表4）。

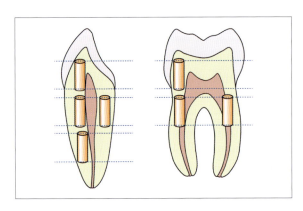

図8
Huang[8]らは図のように生活歯と失活歯から象牙質のサンプルを切り出して湿潤状態を変え、サンプルにさまざまな負荷（圧縮試験、間接引張試験、衝撃試験）を与えた。

結 果

1. 圧縮、引張試験において脱水した象牙質は生活、根管治療歯にかかわらずヤング率、比率限界、最大強さが増加。
2. 圧縮、引張試験において脱水した象牙質は破折の様式が異なる。
3. 湿潤した根管治療歯は生活歯と比べて圧縮によるヤング率や比例限界が低下する。
4. 圧縮試験における応力 - 歪み曲線において、生活歯に比べ、根管治療歯の50％が大きな塑性変形を示した。
5. 生活歯と既根管治療歯で湿潤状態の圧縮・引張りの最大強さの平均値に大きな差はない。

以上の結果から脱水は靭性や強さに関して象牙質構造を弱くしない。

図9 Huang[8]らの実験結果
象牙質そのものの機械的特性は生活歯と失活歯では有意差がなく、また湿潤状態を変化させても歯の強度や破折様式にはあまり影響を与えないようである。

表4 Sedgleyら[10]の実験結果
硬度試験にて、3.5％程度根管治療済みの歯の数値が低かった。しかし、すべての試験において、根管治療済みの歯と有髄歯の間に統計学的な有意差はなかった。

	根管治療歯	生活歯
穴開剪断試験 (Mpa)	70.42	69.76
靭性試験 (MJ/m-3)	42.51	40.08
硬度試験 (Vickers)	66.79	69.15
破折抵抗試験 (N)	611	574

以上より、歯髄組織を失った歯の物理的・生体力学特性は、生活歯と比較して変化がないことがわかった。

では、なぜ歯髄を失った歯、根管治療された歯が脆くなる、割れやすいなどと言われるのであろうか？

そこで感覚受容器の変化について考察してみる。

Randow[11]らは in vivo において補綴予定のある隣在歯、反対側同名歯の生活歯と失活歯に図10のようなバーがロウ着されたクラウンを装着し、バーのさまざまな位置に痛みや違和感を感じるまで荷重をかけた。その結果、失活歯は生活歯に比べ痛みの閾値が高くなっていることがわかった。この差は硬い物を噛むときに生活歯では痛みや違和感を感じて噛むのを制限するのに対し、失活歯ではリミッターが効かず噛んでしまうことが考えられる。これは歯を破折に導く原因の一つではないだろうか？

次の実験は根管治療という治療行為が歯の強度に及ぼす影響をステップごとにみたものである。

Reeh[12]らは、根管治療と修復処置により歯の強度がどれほど低下するか咬合性荷重をかけて調査した。

抜歯した42本の上顎第2小臼歯を2つのグループに分け、荷重を咬頭内斜面

にかけて咬頭のたわみを計測した。実験前後の結果から応力-歪み曲線を作成し、咬頭の剛性の変化を比較した (図11)。グループ1は根管治療後、修復治療 (窩洞形成) を行ったもの、グループ2は修復治療 (窩洞形成) 後、根管治療を行ったものである。

結果を図12、13に示す。どちらのグループでも処置前の咬頭の剛性を100%とすると、42本の歯において歯内療法処置では咬頭の剛性は5%しか低下しないことがわかった。比較してMOD窩洞形成では63%も剛性が低下した。以上のことから根管治療 (歯髄組織の除去) で失う歯の強度はわずかであり、窩洞形成つまり歯の構造の損失が歯の強度の喪失に大きく関与することがわかる。

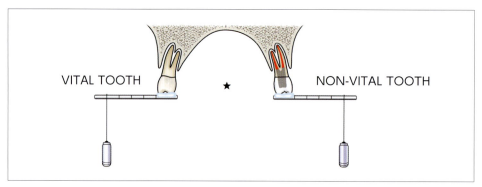

図10 Randow[11]らの感覚受容器についての実験
反対側同名歯の補綴予定の生活歯と失活歯に図のようなバーがロウ着されたクラウンを装着し、バーのさまざまな位置に痛みや違和感を感じるまで荷重をかけ、被験者の反応を診た。

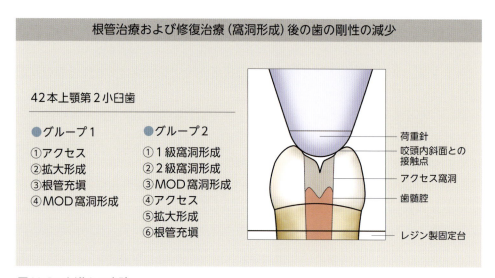

図11 Reeh[12]らの実験
図のように荷重を咬頭内斜面に1秒毎に37Nを3秒間、計111N
持続的に荷重させて咬頭のたわみを計測し、実験前後の結果から
応力-歪み曲線を作成。
咬頭の剛性の変化を2グループの実験から比較した。
グループ1は根管治療後、修復治療(窩洞形成)を行ったもの
グループ2は修復治療(窩洞形成)後、根管治療を行ったもの。

根管治療後、修復治療(窩洞形成)を行ったもの

順序	サンプルサイズ	剛性
変更なし	5	100%
アクセス	5	94.4%
拡大形成	5	94.8%
根管充填	5	95.7%
MOD窩洞形成	5	31.1%

−5%
−64%

図12 グループ1
根管治療では5％しか剛性は失われない。その後の修復処置における窩洞形成ではMOD窩洞形成で64％も剛性が失われる。

修復治療(窩洞形成)後、根管治療を行ったもの

順序	サンプルサイズ	剛性
変更なし	37	100%
1級窩洞形成	27	80.2%
2級窩洞形成	27	53.6%
MOD窩洞形成	37	37.3%
アクセス	33	33.0%
拡大形成	33	33.7%
根管充填	33	31.7%

−63%
5%
−68%

図13 グループ2
修復処置における窩洞形成ではMOD窩洞形成で63％も剛性が失われる。やはり根管治療では5％しか剛性は失われない。

まとめ

　歯髄を失った歯は生活歯と比較すると、性質の変化も負荷をかけたときの反応も変わらない。また、歯の強度も変わらず、根管治療という治療行為においても強度（咬頭の剛性）はわずかしか変化しない。歯の強度を弱めるのは累積的な歯質の喪失、とくに辺縁隆線の喪失が歯の強度を弱める。そして、感覚閾値の低下は破折のリスクを高めるかもしれない。

3) 抜歯の見極め

(1) 根管治療歯の抜歯理由

　根管治療歯の予後についてさまざまな調査が行われている。たとえば、根尖病変の治癒率にスポットを当てたいわゆる成功率について調査したものでは、術前の状態や調査期間、成功の基準により成功率は異なるものの平均8割の成功率を報告している[13]。また、この成功率に影響する因子として、根管治療に関する項目だけではなく歯冠修復の質という項目が挙げられている。

　1995年にRayら[14]が、1,010本の既根管治療歯をX線上で根管充填の質、歯冠修復の質を評価し、どちらが根尖性歯周炎に影響するか調査した。その結果、歯冠修復の質は根管治療の予後に影響するとしている。つまり歯冠側からの漏洩の防止が重要ということである。

　では、高い確率で治癒に導かれている根管治療歯は、どのような理由で抜歯されているのであろうか？　Vire[15]（表5）は116本の根管治療歯の抜歯理由を調べたところ、抜歯理由のトップは補綴学的問題、いわゆる歯冠破折、歯根破折が主であり、その割合はエンドの問題で抜歯されたものが8.6%なのに対し、59.4%であった。

Survival Ratio 結果

抜歯原因	歯数（%）	RCT終了から抜歯までの期間
補綴	69/116（59.4%）	59.4M
ペリオ	37/116（32.0%）	65.0M
エンド	10/116（8.6%）	20.6M

クラウンの有無で予後に大きく差がでた。
抜歯までの期間：クラウン有り **87** ヵ月
　　　　　　　　クラウン無し **50** ヵ月

表5　Vire[15]による根管治療歯の生存率を調べた調査結果
116本の根管治療歯の抜歯理由を調べたところ、抜歯理由のトップは補綴学的理由、いわゆる歯冠破折、歯根破折であった。またクラウンの有無でも予後に違いが出ている。

　つまりエンドの良好な長期予後を達成するためには、いかに歯冠側からの漏洩と破折を防止するかである。この二つを予防するのは封鎖性のよい、破折抵抗の高い修復ということになる。極端に言い換えれば、そのような修復ができない歯は歯内療法をする意味がないといえる。術者は歯内療法学的な診査をするのと同時に術後に質の高い修復ができるか、歯の保存の可否を評価しなくてはならない。

①保存の可否の評価
　まず根管治療を行う前に以下の項目について評価を行い、根管治療後にその歯に質の高い修復処置が可能か、口腔内で機能できるかを診断しなければならない。
＜残存歯質量＞
　残存歯質量（骨縁上）が根管治療を行う歯にどのような影響を及ぼすか、根管

治療中、治療後について考察してみる。

　治療中、残存歯質量がなければラバーダムの装着や仮封の厚みを確保することが困難になる。治療後、残存歯質がなければ歯冠修復物の維持が困難になる。また、歯冠修復物の維持のため築造体（ポスト）の装着が必要になる場合が多く、残存歯質がないと破折予防のためのフェルルの確保も困難になる。このように骨縁上の残存歯質量の評価は漏洩、破折の予防のため非常に重要である。

　では、骨縁上の残存歯質量について歯槽骨頂の位置から、どの程度必要であろうか？　垂直的量を考察する。

　まず歯の保存という点から歯周病学的に修復物マージンの設定位置は辺縁歯周組織の付着部分を侵さない位置に設定されなければならない。1961年にGargiuloら[16]は、30人の検体の287本の歯から骨縁上の結合組織性付着と上皮性付着の幅を調べ、各々平均1.07mm、0.97mm、合計2.04mmと報告している。この部分を生物学的幅径とし、正常な歯周組織を維持するために骨縁上に必要な付着の幅とした（図14）。また、この部分を修復物マージンが侵すと炎症を惹起することをNewcomb[17]は示唆した。よって付着の幅を確保するために歯槽骨頂から2.04mm歯質が必要になる。

　歯冠部歯質量が少ないと歯冠修復物の維持のためにポストが応用される。ポスト装着後クラウンを装着する際には、歯質に機能的な楔子の力やポスト装着時の側方力がかかるため、残存歯質にダメージを与える可能性がある。しかし、クラウンなどの歯冠補綴物がフィニッシュラインから歯冠側寄りの残存歯質を環状に抱え込むことにより、この力に抵抗することが*in vitro*の実験で示唆され[18]、この効果をフェルル効果という。実際は歯質を抱え込むクラウンの部分をフェルルというが、臨床ではクラウンのフィニッシュラインより歯冠側寄りの残存歯質をフェルルと呼んでいる（図15）。また、この高さについてさまざまな比較実験があるが、概ね1.5〜2.0mm必要といわれている[19]。

　以上より、歯周組織の炎症と破折の予防のためには、理想的には歯槽骨縁上に垂直的に3.5〜4.0mmの歯質が必要と思われる（図28）。

　歯質の幅についてはポスト孔や根管口部分から歯根表面まで最低1mm必要といわれているが、明確な基準はない[20, 21]。

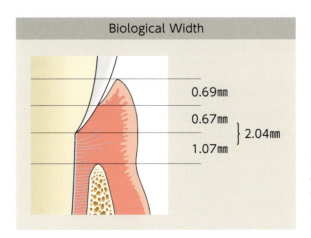

図14　生物学的幅径
Gargiuloら[16]の検体を用いた調査から骨縁上の正常な歯周組織を維持するために、結合組織性付着と上皮性付着合わせて2.04mm必要と報告している。

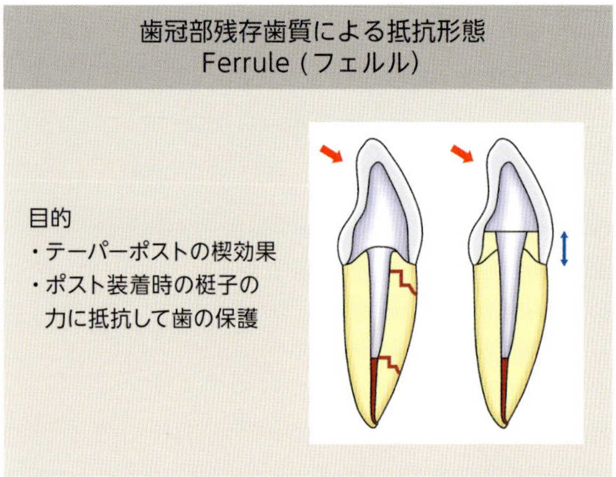

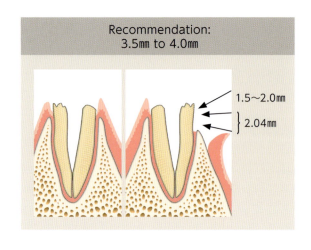

図15 フェル効果
帯環効果。たるや桶の箍と同じ効果で歯質を外側から抱え込み破折に抵抗する。実際は歯質を抱え込むクラウンの部分をフェルというが、臨床ではクラウンのフィニッシュラインより歯冠側寄りの残存歯質をフェルと呼んでいる。

図28 骨縁上に必要な残存歯質量
歯周組織の炎症と破折の予防のためフェル、生物学的幅径合わせて理想的には垂直的に3.5～4.0mmの歯質が必要と思われる。

②歯周組織の評価

　前述のVire[15]の調査において根管治療歯の抜歯理由で2番目に挙げられているのが歯周病である。そのため歯周病の進行度を検査しなければならない。

③破折の有無の評価

　ここで重要なのは歯の保存の可否を比較的容易に決定できる完全破折ではない（図17）。もっとも破折片が完全に離断しているような破折であれば、歯の保存の評価は容易である。問題はまだ破折に至っていない不完全破折である。この不完全な破折線は細菌の交通路になり、根管の汚染の原因となる。また、不完全な破折線が今後、抜歯に至るような完全破折を招く可能性があり、その転帰を予測するのは困難である（図18～21）。

　そのため術前はもちろん、術中にも破折線の有無をマイクロスコープ、染色剤などを用いて確認しておかなければならない。術前には破折線は視診により歯の外側からしか確認できないので、術中その破折線が歯の内部まで連続しているのか確認しなければならない。また、築造体除去後や充填材除去後に髄床底や根管内に破折線が確認できることもある。そのため術者は患者に歯の保存を困難にする可能性のある破折線が確認できた場合には、再度保存の可否を患者に説明、相談するため、いったん治療を中止する可能性があることを事前に説明しておかなければならない。

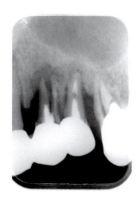
図17 X線写真で完全に歯根が破折し分断している。
（写真提供：東京都開業 上野光信先生）

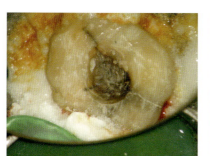
図18
破折線が歯冠表面に存在し、少し窩洞を掘りながら追従している。

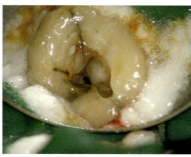
図19
さらに破折線を追うと一部髄腔内まで延びていた。

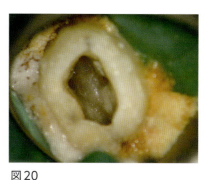
図20
術中。破折線は髄床底には至っておらず保存可能とした。

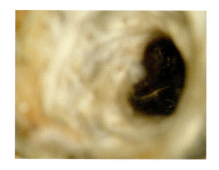
図21
術中の根管内に確認できた破折線。このような破折線がどのような転帰（歯根破折など）をたどるかはわからない。そのため患者には予想される転帰を説明し、再度保存の可否を相談しなければならない。

④歯冠-歯根比

　ここでの評価は解剖学的歯冠-歯根比ではなく、歯槽骨頂から計測する臨床的歯冠-歯根比である（図22）。骨頂を境に歯冠長より歯根長が短くなると、骨頂を支点として歯冠部にかかる機能力が梃子の力で増大されて歯根にかかる[22]。生物学的幅径やフェルルの確保のためにクラウンレングスニングを行う場合や、歯根端切除術によっても歯冠-歯根比は悪くなるので、そのような処置を行う可能性を考慮に入れ事前に歯冠-歯根比を評価しておかなければならない。

　以上4点を評価したうえで、保存のために必要な付随的な処置を含めた治療計画、予後、評価の結果を患者に伝え、最終的には患者とともに歯の保存の可否を決定する。そこに術者のバイアスが入ってはいけない。

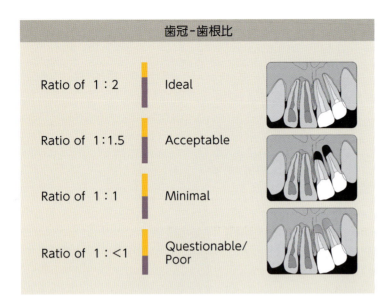

図34 歯冠−歯根比
骨頂を境に歯冠長より歯根長が短くなると、骨頂を支点として歯冠部にかかる機能力が梃子の力で増大されて歯根にかかる。

参考文献

1) Samuel Seltzer, IB Bender, Murray Ziontz: The dynamics of pulp inflammation: Correlations between diagnostic data and actual histologic findings in the pulp Oral Surgery, Oral Medicine, Oral Pathology, 1963; 16, (7), 846-871.
2) Abbott PV, Yu C: A clinical classification of the status of the pulp and the root canal system. Aust Dent J, 2007; 52: S17-31.
3) Baume LJ: Diagnosis of diseases of the pulp. Oral Surg Oral Med Oral Pathol, 1970; 29: 102-116.
4) ENDODONTICS: Colleagues for Excellence: AAE, Fall, 2013.
5) Charoenlarp P, Wanachantararak S, Vongsavan N, Matthews B: Pain and the rate of dentinal fluid flow produced by hydrostatic pressure stimulation of exposed dentine in man. Arch Oral Biol, 2007; 52(7) : 625-631.
6) Syngcuk Kim: Neurovascular Interactions in the Dental Pulp in Health and Inflammation. J Endod, 1990; 16(2) : 48-53.
7) Papa J, Cain C, Messer HH: Moisture content of vital vs endodontically treated teeth. Endod Dent Traumatol, 1994 Apr; 10(2) : 91-93.
8) Huang TJ, Schilder H, Nathanson D: Effects of moisture content and endodontic treatment on some mechanical properties of human dentin. J Endod, 1992 May; 18(5) : 209-215.
9) Lewinstein I, Grajower R: Root dentin hardness of endodontically treated teeth. J Endod, 1981 Sep; 7(9) : 421-422.
10) Sedgley CM, Messer HH: Are endodontically treated teeth more brittle? J Endod, 1992; 18 (7) : 332-335.
11) Randow K, Glantz PO: On cantilever loading of vital and non-vital teeth. An experimental clinical study. Acta Odontol Scand, 1986 Oct; 44(5) : 271-277.
12) Reeh ES, Messer HH, Douglas WH: Reduction in tooth stiffness as a result of endodontic and restorative procedures J Endod, 1989; 15(11) : 512-516.
13) Ng YL, Mann V, Gulabivala K: A prospective study of the factors affecting outcomes of nonsurgical root canal treatment: part 1: periapical health. Int Endod J. 2011 Jul; 44(7) : 583-609.
14) Ray HA, M Trope: "Periapical status of endodontically treated teeth in relation to the technical quality of the root filling and the coronal restoration. " International endodontic journal 28(1)1995; 12-18.
15) Vire DE: Failure of endodontically treated teeth: classification and evaluation. J Endod, 1991 Jul; 17(7) : 338-342.
16) Gargiulo AW, Wentz FM, Orban B: Dimensions and relations of the dentogingival junction in humans. Journal of Periodontology, 1961; 32(3) , 261-267.
17) Newcomb GM, The relationship between the location of subgingival crown margins and gingival inflammation. Journal of Periodontology, 1974; 45, 151-154.
18) Sorensen JA, Engelman MJ: Ferrule design and fracture resistance of endodontically treated teeth. J Prosthet Dent, 1990; 63(5) : 529-536.
19) Libman WJ, Nicholls JI: Load fatigue of teeth restored with cast posts and cores and complete crowns. Int J Prosthodont, 1995; 8(2) : 155-161.
20) Caputo AA, Standlee JP. Pins and posts-why, when and how. Dent Clin North Am, 1976; 20(2) : 299-311.
21) Tjan AH, Whang SB: Resistance to root fracture of dowel channels with various thicknesses of buccal dentin walls. J Prosthet Dent, 1985; 53(4) : 496-500.
22) Penny RE, Kraal JH: Crown-to-root ratio: its significance in restorative dentistry. J Prosthet Dent, 1979; 42(1) : 34-38.

2 歯を守るための歯内療法 5つのチェックポイント

チェックポイント01 　髄腔開拡
チェックポイント02 　根管形成・拡大
チェックポイント03 　根管洗浄・貼薬・充填
チェックポイント04 　支台築造と接着
チェックポイント05 　補綴物の形態

2 歯を守るための歯内療法 5つのチェックポイント

チェックポイント 01 髄腔開拡

田中 浩祐

1）髄腔開拡のステップ

　根管治療を行うにあたり、はじめに行うステップが髄腔開拡である。

臨床的には、
（1）う蝕および修復・補綴物の除去
（2）ラバーダム防湿
（3）外形線の設定
（4）根管口の明示
（5）窩洞の垂直化（ストレートラインアクセス）
といったステップを踏むこととなる。

　上記ステップは原則を押さえたうえで、歯種、歯の修復状態、解剖学的なバリエーション（彎曲や石灰化など）により、さらに状況に応じた工夫が必要なことが多い。そのため、根管治療時に占める時間も必然的に長くなり、根管治療の全過程の半分以上を占めることも珍しくない。このステップを不完全な状態で次の根管形成、充填を行うことは、その作業が困難になるだけではなく、不用意な偶発症（パーフォレーション、器具の破折など）を起こすことにもなるので、十分に時間をかけて行いたい。

　なお、近年MI（Minimum Invasive Dentistry）の流れを汲み、この髄腔開拡から根管拡大を最小限に行う傾向が強まっている。歯質の削除量と歯根破折には一定の相関関係があることはわかっている[1]が、そもそも根管治療は、根尖性歯周炎の治療のために行うものであり、その原因である細菌の除去が最優先となるべきである。歯質の保存はもちろん試みられるべきものであるが、細菌の除去を確実に行うことの重要性がそれを上回ることはないと考えるべきである。したがって髄腔開拡は、細菌の除去を可及的に確実に行うための感染歯質の機械的除去、その後の根管洗浄の効果を最大限に得るための形態づくりの第一ステップであると理解し、そのうえで可能な限り不必要な歯質の削除を避けるような配慮が必要になる。

（1）う蝕および修復・補綴物の除去

　う蝕があればまずこれを除去する。根管治療が必要になる歯にはすでに修復あ

るいは補綴処置がされている場合が多く、基本的には一部の例外を除きこれらをすべて除去のうえ、根管治療を行うことが望ましい。術者は肉眼的にう蝕が認められない修復・補綴処置歯であっても、実際修復・補綴物の下に術前には肉眼で確認できなかった二次う蝕や、歯のクラック、辺縁漏洩などが多くあることを知っておくべきである[2]。除去を行わない例外とは、術者自身が補綴処置を行い、経時的にも辺縁漏洩などのリスクが低いと判断できるとき、あるいは患者の身体的・経済的な制約があるときなどである。また、そのときには除去を行わない際に考えられるデメリット（辺縁漏洩のリスクが完全に否定されないことなど）を、患者に伝えることが必要である。う蝕の除去を行った後、遊離エナメル質や大きなアンダーカットが生じ、上部の歯質が崩壊する恐れのある場合もこの部分を除去する必要がある。

（2）残存歯質の精査

修復・補綴物、う蝕をすべて除去した後に、残存歯質の状態を精査する。この時点で補綴処置が可能となる十分な歯質が確保できない場合には、歯冠長延長術や歯の挺出が可能であるかの判断を行う。それが不可能であると判断された場合、あるいは歯根破折が確認された場合は、基本的には根管治療の継続中止を判断することになる。

（3）ラバーダム防湿

髄腔開拡は根管治療の第一ステップであるため、この段階でラバーダム防湿を行うことが必要である。
　ラバーダムを行う理由は、
①唾液およびそれらを介した細菌の侵入を防ぐ
②根管内洗浄液の口腔内への漏洩を防ぐ
③治療器具の誤飲・誤嚥を防ぐ
④術野を確保し、呼気によるミラーの曇りを防止する
などが挙げられる。

修復・補綴物の除去後、歯冠部歯質が多く損なわれたときは、そのままではクランプを安定させて装着できず、ラバーダム防湿が確実に行えないことがある。具体的には隣接面を含むう蝕や修復物を除去したときなどである。このような場合、防湿を保障するために隔壁を作ることが必要になる。隔壁材としては、接着性レジンやグラスアイオノマーセメントを用いる。また、ラバーダムを患歯に装着しただけではラバーと歯の間に隙間が残ることがあるため、この部分にコーキング材などを使用して封鎖する（図1）。その後、30％過酸化水素水とヨードホルムにて歯とラバーダムシートの消毒を行う（図2）。この際、十分な消毒効果を得るためには、ヨードホルムが乾燥するまで待つ必要がある。

(4) 外形線の設定

最終的な髄腔開拡によって得られる形態よりも一回り小さいものを外形線として設定する。このステップは次のストレートラインアクセスへの移行であると捉え、個々の歯の最終的な髄腔開拡の形態は次の項目で詳細する。

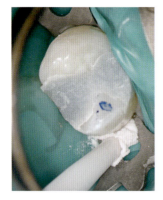

図1
患歯は上顎第二小臼歯。修復物を除去し、隔壁材(ジーシー フジアイオノマータイプⅡ LC使用)で窩洞を一時的に充填。ラバーダムを装着し、隙間をコーキング材(ウルトラデント オラシール J パテ使用)にて封鎖。

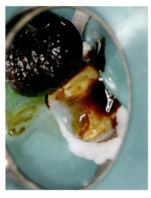

図2
30％過酸化水素水、ヨードホルムにて歯およびラバーダムシートの消毒を行う。

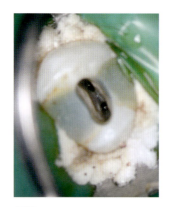

図3
髄腔開拡終了時。すべての根管口が一方向からみえる。

(5) ストレートラインアクセスの形成(図3)

歯冠部の開拡から根管口までを直線的にする操作をストレートラインアクセス形成と呼ぶ。

この操作によって、
①根管内の生活・壊死歯髄組織や感染物質の除去が容易になる
②器具の根管内への挿入がスムーズになり、器具破折などのリスクを低くできる
③洗浄液を根管内へ効率的に到達させられる
といった効果が期待できる。

ストレートラインアクセス形成中には、根管口の探索を除き、ステンレス-スチールファイルの根管内深くへの挿入を避ける。根管内へ無理な力を加えてファイルを挿入すると、根管壁に傷をつけてしまい、レッジ形成の原因ともなるからである。

2) 上顎前歯の開拡

ほとんどが単根管であるため、その外形線は髄角の真上から咬合面へ向かって楕円形に設定される(図4)。窩洞の最終形態は中切歯や側切歯では髄角が近遠心

方向へ張り出しているために、アンダーカットをなくすように形成すると結果的に三角形になる（図5）。また、とくに中・側切歯においては基底結節裏の凸部（リンガルショルダー）によって器具の操作が非常に行いづらくなる（図6）。たとえばステンレス-スチールファイルを挿入した際にファイルに大きな応力がかかるために、レッジ形成やファイル破折などを起こす原因となりうる。そのため、この部分をストレートラインアクセス形成時に取り除くことが大切である。

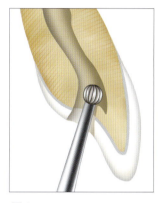

図4
咬合面よりバーにて髄腔開拡を開始する。このときアンダーカットの取り残しに注意する。

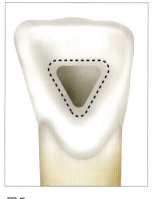

図5
咬合面から見た上顎中切歯の髄腔開拡。髄角を取り除くと、最終形態はこのような二等辺三角形になることが多い。

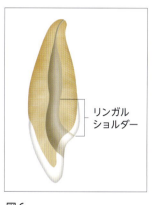

図6
上顎中切歯のリンガルショルダー。この部分を小さなラウンドバーや超音波チップなどを使って除去する。

3）上顎・下顎小臼歯の開拡

基本的には上顎、下顎ともに共通して咬合面中央から髄腔開拡を開始する。とくに下顎においては頬側と舌側の2根管であることが多いため、その際は最終的な髄腔開拡の形態は根管口と根管口を結んだ長楕円形となる。また、単根管であったとしても、小臼歯は扁平根であることが多く、根管形態も扁平であることが多い。そのため、最終的な髄腔開拡を咬合面から覗くと、楕円形になる（図7）。下顎の小臼歯でも1根管であったり、逆に上顎でも3根管のこともある。治療開始前のデンタルX線写真では偏心投影を行い、術前に単根歯か複根歯かの予測を立てておくことは、治療を行うにあたりとても有益である。

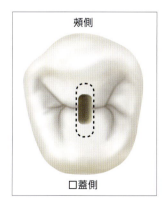

図7
上顎小臼歯の窩洞外形。根管は扁平であることから、その形態は頬舌的な楕円形となる。

4）上顎大臼歯の開拡

　髄腔開拡は近心頬側咬頭と近心口蓋咬頭を結んだ線の中央よりやや遠心に逸れたあたりから開始する。この部分（図8-A）は髄腔のほぼ中央に相当する。根管口の位置を確認し窩洞を広げていく。上顎大臼歯の近心頬側第二根管（第四根管）は8割以上と高いため[3,4,5]、窩洞の最終形態は咬合面から見ると変則的な四角形になる（図8-B）。

　高頻度で近心頬側第二根管が存在しているにもかかわらず実際の臨床においてその発見率が低いのは、根管口が石灰化物の下に埋もれていることが多いからである。抜髄根管であれば近心頬側第二根管が未処置となって問題を起こさないこともあるが、感染根管であれば根管内に細菌が多く存在することから、機械的拡大、根管洗浄、根管充塡を行えるように何としても根管を見つける努力は必要である。そのときに有効になるのは、近心頬側第二根管口の平均的な位置である。Gorduysusらは、平均的な近心頬側第二根管口の位置は、第一近心頬側根管口から口蓋根管口へ向かって1.5mm、そこから近心側へ垂直的に0.75mmの位置（図9）にあると報告している[6]。もちろん個人差があり必ずしもこの位置にあるとは限らないが、上顎大臼歯の近心頬側根は扁平であることが多く、この部分の切削がすぐにパーフォレーションを起こすことは少ない。マイクロスコープ下で歯質の色調の変化を注意深く観察し、石灰化が起こっている場合はその部分を超音波チップなどで慎重に削除する。わずかに点状の根管口が見えてきたら、そこへステンレス・スチールファイルを入れ、挿入できるかどうかの確認を行う。挿入ができれば根管であると判断し、ファイリング操作により上部の拡大を行い、根管口を明示する（図10-A、B、C、D）。

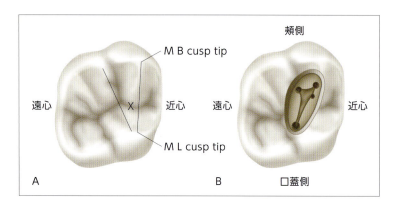

図8-A、8-B
上顎第一大臼歯の髄腔開拡開始部位（A：X印部）と最終的な髄腔開拡の形態（B）。

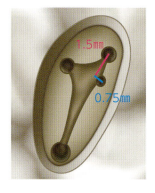

図9
上顎第一大臼歯における平均的な近心頬側第二根管口の位置。石灰化により根管口が見当たらない場合に切削のランドマークとして参考にするとよい。

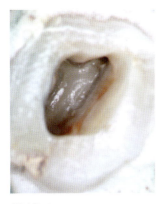

図10-A
上顎第一大臼歯の近心頬側根管口（写真右上）。この時点で近心頬側根管、遠心根管、口蓋根管の根管口が明示されたが、近心頬側第二根管口は見つけられなかった。

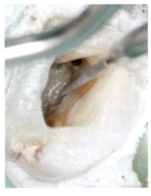

図10-B
図9のランドマークを参考に超音波チップ(NSK Varios tip E7D使用)にて髄床底上部の石灰化物を除去する。

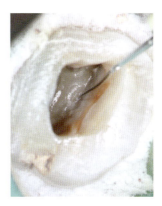

図10-C
わずかに見えてきた根管口と思われる点状のスポットをステンレス-スチールファイルにて探索し、根管口であることを確認した。

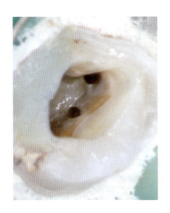

図10-D
ニッケル-チタンファイルにて根管形成が終了した近心頬側第二根管。

5）下顎切歯の開拡

　基本的には上顎前歯部に準じ、舌側咬合面から髄角へ向けて切削を行う。基底結節裏の凸部の削除を行い、その後の器具操作がスムーズに行えるような形態を付与する（図11）。上顎前歯部と比較して、2根管が出現する頻度がやや高い（3〜10％）ことに注意が必要である[7]。

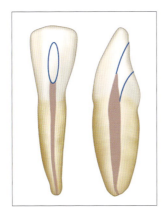

図11
下顎切歯のストレートラインアクセス。

6) 下顎大臼歯の開拡

　髄腔開拡は近心頬側咬頭頂と近心舌側咬頭頂を結んだ線上の中央からやや遠心に逸れた中心溝上から開始する (図12)。この位置は近心頬側根管口と近心舌側根管口の間に位置するため、髄腔に達したらこの2つの根管口の発見は難しくない。その後遠心に窩洞を広げ、外形線を設定する。

　頻度は高くないが、場合によっては遠心根管が舌側と頬側に2本あるので注意が必要である (図13)。

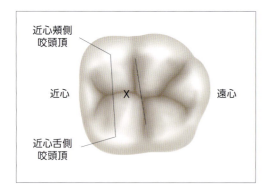

図12
下顎第一大臼歯部の髄腔開孔開始部 (X印部)。

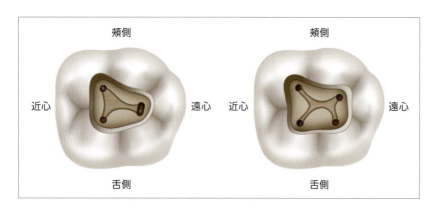

図13
下顎第一大臼歯の髄腔開拡。まれに右図のように遠心根管が2根管性を示すことがある。

チェックポイント 02 根管形成・拡大

田中 浩祐

1）根管形成の意義

　ほとんどが単根管であるため、その外形線は髄角の真上から咬合面へ向かって楕円をなす。根管治療の大きな目的の一つは、根管系から病変の原因となりうる細菌および起炎物質を可及的に除去することである。前項目において、髄腔開拡の前にう蝕を除去する必要性については触れたが、本項と次の項で根管系からの細菌および起炎物質の除去について解説したい。根管形成の意義は、根管の機械的な拡大による細菌の除去と、根管洗浄および根管貼薬、根管充填が効率よく行われるための環境作りにある。

2）根管系の解剖学的特性

　根管形成を行う前に根管系がどのような形をしているか、その解剖学的な特徴を理解しておく必要がある。根管治療を複雑あるいは困難にする解剖学的な特徴として、以下のものが挙げられる。

①彎曲
　ほとんどの根管は彎曲していると考えてよい。デンタルX線写真のような2次元的な画像では、正確な彎曲の状態（その有無、方向、程度など）を知ることは困難であり、最低でも正方線と偏心投影の2枚のデンタルX線写真の撮影は必要である。また、より正確な形態を知るためには、コーンビームCT撮影が有効なこともある。

②側枝
　主根管から側方に逸れて歯根膜へと通じる細い根管のことを指す。Vertucciらによると、確側枝は、歯根の根尖側1/3、中央、歯冠側1/3に各々74％、11％、15％の確率で発見されたと報告している[7]。また、側枝の中には十分な血流をもった血管組織に乏しいが、結合組織が含まれるため、根尖病変の存在下では細菌の温床になりうることを理解しておく必要がある。

③イスムス・フィン
　イスムス（図1）は、2つの根管の間に存在する狭い空間を指し、フィン（図2）は、1本の根管のその片方に狭い空間が存在している場合の呼び名である。どちらの場合であっても、その広さによっては歯髄組織が存在している。根管治療の際は、この空間に残った壊死歯髄組織を可及的に除去することが望ましい。

④樋状根

咬合面から見たときのその形状から"C-Shaped canal"とも呼ばれる。樋状に広がった根管内には根尖孔がそれぞれ存在するが、根管内は不規則な形態なため、拡大形成や根管充塡の操作が行いにくいことが多い。人種によって発現率の差が有意にあり、アジア人やアメリカ先住民に多いといわれている[8]。

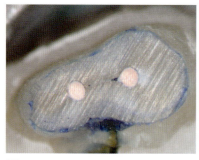

図1
抜去歯の切断面に認められたイスムス。2つの根管の間に青く染まった狭い空間が確認できる。

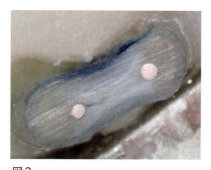

図2
抜去歯の切断面に認められたフィン。向かって左側の根管の右側に青く染まっている空間が確認できる。

3）根管形成前に理解すべきこと

以下の項目はX線診査を含めて術前に行う。とくに根管内へ器具を入れる前には十分な患歯の形態を把握し、治療のシミュレーションを行うことで、偶発症の防止などがある程度可能になる。

①歯の傾斜

ラバーダムを装着することによって、歯の傾斜の把握は困難になるため、術前にデンタルX線写真、パノラマX線写真により近遠心的な傾斜を把握する。また、口腔内ではそれに加え頰舌的な傾斜の把握を行う。把握が十分でないと、誤った方向に切削器具を進めることによって、髄腔へ達しないだけではなくパーフォレーションを起こすことがあるので傾斜に対する注意が必要である。

②髄腔の位置

咬合面から切削器具を入れる際、どの程度進めれば髄腔へ達するかをデンタルX線写真でおおよその距離を把握しておく。また、髄腔が非常に狭い場合は、髄腔に達した後にすぐに髄床底があるので、切削器具を進める限界もこの時点で予測しておく。デンタルX線写真上で天蓋と髄床底が近接している場合は、マイクロスコープで十分に観察しながら器具を進める必要がある。

③石灰化の有無

根管内の石灰化の程度をデンタルX線写真上で把握する。根管の上部が石灰化している場合は、ファイルを挿入する前にある程度の歯質削除を行う必要がある。

操作には時間がかかる場合が多いので、術前に患者にそのことを伝えることが大切であり、それは予想外に時間がかかったときに患者の不安を最小限にすることができる。

④根管の数

術前のデンタルX線写真撮影は、必ず正方線と偏心投影を行う。とくに臼歯部において複根である場合には、その位置関係や根管の数も把握しておく。

⑤根管の太さと長さ

使用するファイルのサイズ、長さの決定に参考にする。

⑥根管の彎曲度

根管口から根尖方向への彎曲度を知ることで、ファイル挿入の角度を予測しておく。彎曲度が強い場合には、ストレートラインアクセスの軸をわずかに傾斜させ、ファイルへの規制を減らす配慮が必要な場合もある。

4）根管形成の実際

ここからは、［髄腔開拡］にて解説したストレートラインアクセスが終了した後のステップである。根管の拡大形成中はファイルをどこまで進め（作業長）、どの号数まで拡大（作業幅径）する必要があるのか？　作業長と作業幅径の決定は、根管治療において治療の成功率に影響を及ぼす非常に大切な作業である。適切な長さ・サイズに足りていない範囲内での根管形成は、根管内に炎症性組織や感染源を残すことになり、また適切な長さ・サイズを越えての根管形成は根管内容物を根尖周囲組織へ押し出し、同時に根尖付近の歯の組織の破壊をもたらす[8]。一度作業長および作業幅径を決定したら、その後の拡大形成はほぼ機械的に進める。最終拡大号数にて作業長まで拡大を終えた時点で、最終洗浄へと移行する。

①ネゴシエーション（穿通性を得る）

小さい号数（6号、8号、10号など）のステンレス-スチールファイルを使って根尖孔を探索することをネゴシエーションと呼ぶ。また、解剖学的根尖孔からわずかにファイルを出すことを"Patency（開通性）"と呼ぶ。このプロセスは電気的根管長測定器を用いて解剖学的根尖孔の位置を探索するときに必要不可欠である。Patencyを維持することは、根尖付近に詰まった削片の除去に有効である一方、そのことが術後性疼痛を引き起こすという考えもあるが、これらの関連性は現在のところ明確ではない[9]。

②作業長の決定

根管治療の終末は、根管内の象牙質と歯根のセメント質の境界であるセメント-象牙境がおよそ位置する根尖最狭窄部（図3）に設定するのが、解剖学的、生

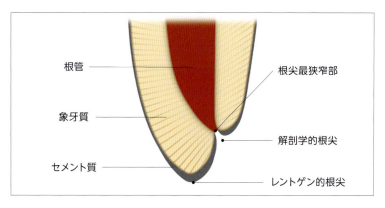

図3
歯根の根尖付近の解剖学的名称。

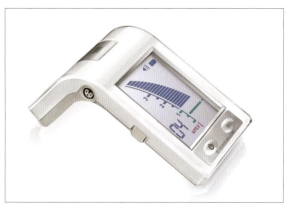

図4
Root ZX mini（モリタ）。

理的に理にかなっていると考えられている[10]。

　作業長を決定するには、手指の感覚やデンタルX線写真を用いる方法、ペーパーポイントを使う方法、電気的根管長測定器を使う方法がある。手指の感覚については、術者によって感覚にばらつきがあるために再現性に乏しく、また過去の治療により根尖最狭窄部が破壊されている場合には触知不可能である。デンタルX線写真を用いる方法は、X線的根尖（図3）が根尖最狭窄部とは離れているため、これを臨床的な指標として用いるのも正確性に欠ける。乾燥したペーパーポイントを用いる方法は、根尖孔外の組織液を吸収したところから直ちに計測し作業長を得るものであるが、これも正確性、再現性に欠ける。したがって現在においては、電気的根管長測定器（図4）を用いて決定する方法が最も正確性が高いであろう。

③石灰化への対応

　加齢に伴い髄腔内は石灰化物が沈着し、結果的にその容積が減少する。歯冠部の髄腔にみられる石灰化物は歯髄結石やPulp Stoneとも呼ばれ、根管口の発見を困難にする。また、不用意に除去を試みると髄床底のパーフォレーションを引き起こすことになる。マイクロスコープがないとその除去は容易ではないが、髄床底より茶色がかっていることが多い（図5）ので、超音波チップを使い除去を行う（図6、7）。

　根尖付近の根管に存在する石灰化物は、根尖の穿通（ネゴシエーション）を困難にする。この場合は、Cプラスファイル（図8）などの剛性の高いファイルを使い、穿通性を得る。石灰化を起こしていても、わずかな隙間から穿通性を得る可能性

は十分にあり、ファイルを挿入したときにわずかなスティッキー感が得られれば、ファイルの先端部が根管内へ食い込んでいると判断し、そこでわずかに根尖方向へファイルに圧を加え1/4回転する。ファイルを根管内から取り出し削片を拭き取り、上記過程を繰り返して穿通性を得る。

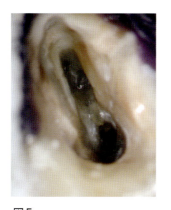
図5
髄床底を覆う歯髄結石。

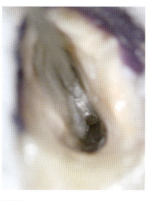
図6
超音波チップによる歯髄結石の除去。

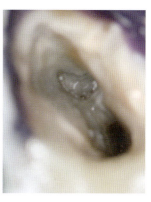
図7
歯髄結石除去後に根管口の上部がみえてきた。

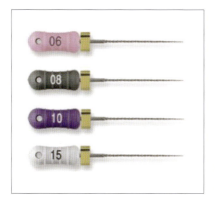
図8
Cプラスファイル。

④ファイルの種類

ステンレス-スチールファイル：ISOにより標準規格化されたサイズを有するファイルであり、形状によりKファイル、Hファイル、リーマーなどがある。長さは21㎜、25㎜、31㎜のものがあるが、刃部はどの長さのファイルであっても、先端から16㎜までのところに付与されている。また、テーパーが2％に統一されているのも特徴である。

ニッケル-チタンファイル：ニッケル-チタン合金は歯科においては、はじめに矯正用ワイヤーなどに応用されたが、その後、90年台初頭に根管形成用ファイルに用いられ商品化された。超弾性を有する合金の特性を活かし、主にエンジンを用いて使うことが多いため、ニッケル-チタンロータリーファイルとも呼ばれる。本項では、主にニッケル-チタンファイルを用いた根管形成について解説を行う。

⑤作業幅径の決定とテーパー

　拡大形成の際、どこまでファイルを挿入して拡大するかの"作業長"について論じられることは多い。それと同様にどの号数まで拡大するかの"作業幅径"の決定も非常に重要である。しかしながら、拡大号数に関する考察は、
A：可能な限り小さいほうがよい
B：はじめに作業長で食い込んだファイルから3つ号数を上げたサイズまで拡大するのがよい
C：大きく拡大するのがよい
など、結論に統一感がないのも事実である。

　我々臨床家が作業幅径を決定する際に知るべきことは、根管の断面は常に正円ではなく、楕円形であったり扁平であったり、非常に多様であること、また1本の根管であってもその部位によって断面の形態は異なることである。そのような根管を洗浄や貼薬によって効率よく無菌化し、そして充填を行うべく形態を付与していくのが根管形成である。

　Aの小さいサイズが好まれる理由は、機械的拡大時に起こりうるエラー（レッジ、パーフォレーションなど）のリスクを減らし、安全に根管形成が行えるという意味合いがある。では、これで十分に根尖付近の細菌数を減じることができるであろうか？　無菌的な根管を得るために十分に拡大を行うことの重要性はかなり以前から提唱されており[11]、難治性の根尖性歯周炎の根管内では、根尖付近に多くの細菌が残存していたという報告[12]があるとおり、とくに再根管治療のケースでは、根尖付近での十分な拡大形成が重要であることが示唆されている。それでも小さいサイズの拡大号数が好まれた理由として、当時おもに使われていたステンレス-スチールファイルの特性が挙げられる。前述のとおりステンレス-スチールファイルは弾力性に欠けるため、25号くらいを境にプレカーブの付与が困難になり、彎曲根管をほぼ追随できないといった限界が生じる。これを回避するために、拡大号数をこの25号付近にとどめ、その分テーパーを付与して洗浄液の循環や、根管充填の行いやすさを担保させようとして行われてきたのがAである。

　彎曲根管でステップバック形成が提唱されたのも、このようなやむを得ない状況があったからである。しかし、この方法では根尖付近の無菌化が十分に得られないばかりか、歯冠側の歯質削除により歯質の機械的強度の低下が生じるため、歯根破折のリスクが高まるといったデメリットが生じる[13]。

　したがって、根管形成時の根管口付近の歯質の不用意な削除は、歯根破折を防止する意味でも避けるべきである。さらに、AやBのように根管を形成したとしても、彎曲根管や楕円形の根管内にはファイルが当たっていない根管壁が多く存在し、そこには削片や有機質が多く残存していたことがわかり、理想的な拡大形成は臨床的には実現できていないことが認識され[14]、また彎曲根管の拡大形成におけるステンレス-スチールファイルの使用の限界も示唆された。

　1990年代にニッケル-チタンロータリーファイルが根管形成に用いられるようになると、根尖付近の拡大はステンレス-スチールファイルによるそれよりも

より正確に、より効率よく行えるようになった。ここで問題になるのは「どこまで拡大したらよいか？」である。前述のように根管の形態は非常に不規則であり、歯種によっても大きく異なる。

そこで、1つの参考として、根尖付近の平均的な解剖学的サイズを知っておくことは非常に有効である。Wuら[15]は、根尖から1mmの切断面における根管の径は頰舌的、近遠心的にそれぞれ上顎中切歯で0.34mm・0.3mm、上顎第一大臼歯の近心頰側根で0.43mm・0.22mm、口蓋根で0.29mm・0.33mm、下顎第一大臼歯の遠心根で0.46mm・0.35mmと報告している。

多くの清書で拡大号数の目安として35号から40号が提唱されているのは、根尖側1/3において適切な機械的削除を行い、かつ根尖最狭窄部位周囲の歯質を削除しすぎることがないためのサイズであり、後項（P.44）にて論述する根管内洗浄を効率よく行うために最低限必要なサイズでもある。

5）グライドパス

番手の小さいステンレス-スチールファイル（6号など）によって穿通性が得られたら、予めKファイルなどで15番程度まで拡大しておき、ニッケル-チタンファイルによる拡大がスムーズに行えるよう根管形成を行う。この操作を予備拡大、あるいはグライドパスと呼び、ニッケル-チタンファイルにかかる負担を軽減することでファイル破折やレッジ形成の予防を図る。近年はこのグライドパスをニッケル-チタンで行うためのファイル（図9）も開発され、時間短縮や術者の労力軽減に役立っているが、細いファイルゆえにその扱いには十分な配慮が必要である。

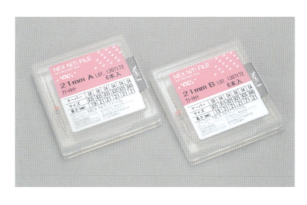

図9
Nex Nitiファイル　グライドパス用ファイル（ジーシー）。先端の号数は10号であるが、それぞれテーパーが02、04、06と異なる。

6）機械的拡大

作業長の設定、最終拡大号数の設定ができれば、根管の機械的拡大は実は単純作業である。根管の彎曲度や術者の習熟度に応じて、2つの形成法がある。

①クラウンダウン法（図10）

歯冠側（クラウン）から下方へ（ダウン）切削を進める方法である。使用するフ

ァイルの中央部付近が常に根管壁に接触し切削を行う。ファイルの先端は根管壁とは接触せずに、宙に浮いたような状態である。したがって、ファイルの先端が根管に食い込むことによって生じるファイル破折のリスクが低いことがメリットである。

　逆に、規制のない位置にある先端のため、彎曲根管などには追随しにくいといったデメリットもある。したがって、適応としては比較的彎曲度の低い根管を有する歯を治療するときが望ましい。一般的には前述ストレートラインアクセスの形成が終了した後に、根管上部のフレア付与を行う。その後35号06テーパーのファイルで切削感を感じるところから短い振幅幅で4〜5往復運動を行う。その後35号04テーパー、30号04テーパー、25号04テーパーへとファイルのサイズを下げていく。この段階で作業長に達しなければ、35号06テーパーのファイルへ戻り、上記順序にて拡大をすすめる。作業長に達したところで、そのサイズから最終拡大号数まで根尖付近の拡大を行う。根管内の削片による目詰まりを防止するため、次の番手のファイルに移る際は必ず根管内を次亜塩素酸ナトリウム溶液などで洗浄を行い、削片の除去を行う。また、ファイルに付着した削片もアルコールガーゼなどを使って拭い取る。

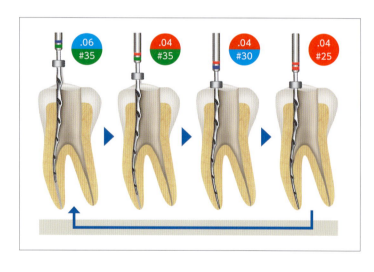

図10
クラウンダウン法のサイクル。

②シングル（フル）レングス法（図11）
　グライドパス終了後、15号のニッケル-チタンファイルを根管内に入れ、作業長に達するまで拡大する。このとき、4〜5往復の切削によって作業長に達しなければ、一度ファイルを根管内から出し、根管内を洗浄して再度ファイルによる拡大を繰り返す。作業長へと達したら、順次拡大号数を上げていく。クラウンダウン法と比較し、常にファイルの先端付近が根管壁に接触して拡大を行うため、ファイル先端にかかる負担は大きい。このため、ファイルを根尖側へ押し込まないように力のコントロールを行い、ファイルの破折を防止する必要がある。一般的にはニッケル-チタンロータリーファイルの特性を十分に理解してから臨床応用するほうが安全である。

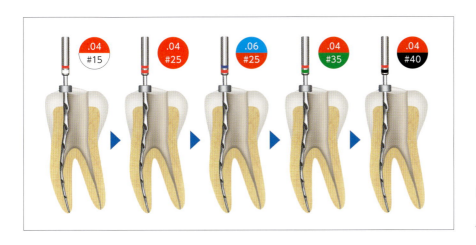

図11
シングルレングス法による根管形成のシークエンス。

7）根管壁の仕上げ

　最終拡大が終わった根管の壁は粗造であったり、大小のアンダーカットがあったりする。機械的な拡大だけでは根管内の無菌化を得ることには限界がある。次のチェックポイントで解説する根管洗浄と根管貼薬で補完することになるが、明らかな段差や粗造面を平坦化するために、超音波チップなどを使うことがある。ただし、この操作を必要以上に行うことで、さらに根管壁を傷つけてしまうことがあるので、注意が必要である。

チェックポイント 03　根管洗浄・貼薬・充填

田中 浩祐

1）根管洗浄の意義

　根管治療の目的である"根尖性歯周炎の治癒"を達成するために行うBacterial Reduction、その役割の多くを占めるのが根管洗浄である。いうまでもなく根尖周囲の病変を引き起こしているのは細菌であり、この細菌をいかにして減少させることができるかが、根管洗浄では重要になってくる。前項でも述べたが、根管形成は機械的に細菌を取り除くことであるのに対し、根管洗浄は洗浄液を用いて化学的に細菌を除去することにあるため、化学的洗浄と呼ぶこともある。

2）根管内の細菌

　根管系に存在する細菌は、根管内に浮遊しながら存在する細菌と、象牙細管を含む根管壁に付着している細菌に分けられる。浮遊細菌は、洗浄液を還流させてそのまま吸引することによって概ね除去できるが、根管壁に付着した細菌は容易には除去できない。根管壁の細菌は歯冠部表面に付着する細菌と同じく、バイオフィルムの形態を纏っているからである[16,17]。

　機械的な拡大と生理食塩水を洗浄液として用いた根管内からは、多くの細菌を除去できたものの、半数の根管内には細菌が残存したとの報告もある[18]。さらに根管内の細菌は象牙細管まで侵入していることがわかっており[19]、これらすべての細菌を機械的に除去するのには限界があることは明らかである。したがって、洗浄液に化学的な殺菌作用を期待することは自然な流れといえる。

3）化学的根管洗浄液

　洗浄液が具備すべき用件としては以下のようなものが挙げられる。
①高い抗菌性
②低い細胞毒性
③有機質溶解作用
④スメア層除去能力
⑤歯質を変色させない
⑥溶液として安定している
⑦血液、血清の存在下でも効力を有する
⑧根尖周囲組織における治癒反応を妨げない
⑨歯質を脆弱化させない

　すべてを満たすものは現時点でないが、これらを高いレベルで満たす洗浄法と

しては、次亜塩素酸ナトリウム水溶液とEDTA（エチレンジアミン四酢酸）による交互洗浄が有効であるとされている[20]。

以下にそれぞれの洗浄液の特性と使用法を記す。

■ 次亜塩素酸ナトリウム (Sodium Hypochlorite: NaClO)

次亜塩素酸ナトリウム水溶液は、水中で次亜塩素酸（HOCl）と次亜塩素酸イオン（ClO）に解離しどちらも有効塩素であるが、次亜塩素酸のほうが抗菌性は高い。これらの有効塩素は高い酸化力を有し、ウイルスを含む微生物の細胞膜や細胞壁に損傷を来し、酵素を不活性化し、細胞内部のタンパク質や拡散を変性させることによって殺菌力を発揮すると考えられている。

根管洗浄における使用濃度は0.5〜5.25％で使用されることが多い。$in\ vivo$では高濃度で使用すると抗菌性[21]と組織溶解性[22]は上がるが、$in\ vitro$の実験では0.5〜5.25％の間に抗菌性に有意差はないとの報告もある[20, 23]。

次亜塩素酸ナトリウムは、タンパク質と反応することで有効塩素濃度が一気に低下する。そのため、根管内で一定の有効塩素を保つためには、高濃度の次亜塩素酸ナトリウム水溶液を使用することよりも、常に新しい水溶液を根管内に送り続けることのほうが有効であることが示唆されている。

一方、濃度が上昇すると細胞毒性は高くなるが、2％を超えるとその差はあまり大きくない[24]。低濃度でももちろんであるが、2％以上の濃度で用いる場合は根尖孔外への押し出しや、口腔粘膜へ触れることのないように細心の注意が必要である。根管治療においては、細菌の除去だけでなく、壊死歯髄などの大量の有機質を除去しなければならないため、有機質溶解作用も考慮に入れるべきである。したがって効果的に洗浄を行うためには2.5〜5.25％の間に落ち着くであろう。ネオクリーナー（図1）は10％の次亜塩素酸ナトリウム溶液であり、滅菌精製水などで希釈して使用したい濃度にて用いるとよい。

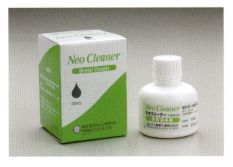

図1
ネオクリーナー（ネオ製薬工業）。

■ EDTA（エチレンジアミン四酢酸）

金属イオンやカルシウムイオンと強力に結合する作用（キレート作用）を利用して、無機質溶解剤として使用する。使用濃度は潤滑剤を併用したゲルタイプ（図2）は15％、洗浄剤として用いる場合は、3％（図3）、15％（図4）、17％（図5）等の製品がある。それぞれの商品には適した使用法があるが、文献的には多くが17％のEDTAと次亜塩素酸ナトリウム溶液の交互洗浄での有効性を示しており、新しい洗浄剤の効果を比較する際に現時点でのスタンダード（コントロール）と

して位置づけられている。なお、EDTAは無機質溶解作用を期待して用いられており、抗菌性は次亜塩素酸ナトリウムに劣るが、カンジダ等の真菌に有効であるとの報告もある[25]。

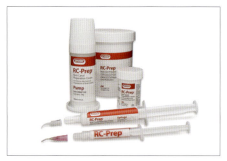

図2
RC-Prep (Premier Dental Products Co、白水貿易)。

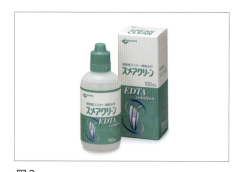

図3
スメアクリーン(日本歯科薬品)。

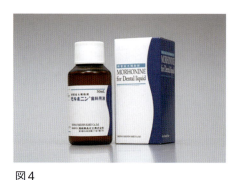

図4
モルホニン歯科用液(昭和薬品化工)。

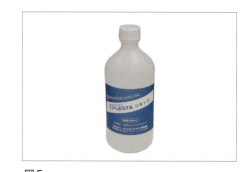

図5
17%EDTAリキッド(ペントロンジャパン)。

4）洗浄液の象牙質への影響

　歯根破折は、治療時における歯質の喪失量に比例して歯質の脆弱化を来すことに起因していることは既に明らかであるが[26, 27]、洗浄液が象牙質の物性に与える影響も無視できない。象牙質はハイドロキシアパタイトを含む無機質が約70%、コラーゲンなどの有機質が約20%、残り約10%を水が占めている。

　次亜塩素酸ナトリウムは有機質溶解作用を、EDTAは無機質溶解作用を有しているので、当然象牙質に影響を与えることになる。象牙質に含まれるコラーゲンは約9割がタイプ1コラーゲンであり、象牙質に弾性力を持たせる作用を担っている。3%の次亜塩素酸ナトリウム溶液に象牙質を120分間浸したところ、象牙質の曲げ強度と弾性率が優位に低下した報告がある[28]。また、2.5%の次亜塩素酸ナトリウム溶液の象牙質への硬度の影響を評価した実験では、5分間の洗浄を超えると象牙質の硬度の低下を来したと報告されている(図6)[29]。曲げ強度、弾性率、硬度の低下がそれぞれどの程度歯根破折に関与するかのメカニズムは完全には明らかではないが、EDTAで洗浄した後に長時間次亜塩素酸ナトリウム溶液を浸すことは避けたほうが賢明であるといわれている[30]。

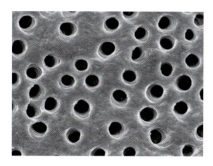
図6-A
5.25％次亜塩素酸ナトリウムにて5分間洗浄後、17％EDTAに5分間浸した象牙細管（文献29より引用）。

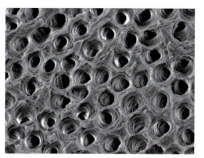
図6-B
17％EDTAに5分間浸した後、5.25％次亜塩素酸ナトリウムにて5分間洗浄後の象牙細管。管周、管間象牙質ともに著しく脱灰している（文献29より引用）。

5）洗浄液のデリバリー

①シリンジと洗浄用ニードルを用いる方法

　最も広く使われている方法であるが、洗浄用ニードルのサイズに配慮する必要がある。洗浄液を根管内へ隅々まで還流させるためには、作業長付近まで到達するサイズのニードルを選択する必要がある。たとえば、最終拡大号数が40号であれば、作業長終末の幅径は0.4mmである。

　一般に入手できる洗浄用ニードルのサイズは25、27、30ゲージなどがあるが、これらのニードルの外径はそれぞれ約0.5mm、0.4mm、0.3mmである。つまり、40号で拡大したのであれば、27ゲージのニードルを余裕を持って作業長付近まで到達させることは不可能である。作業長から1〜2mm引いた位置に入れるにしても、30ゲージのほうがスムーズに洗浄を行える。ただし、ニードルから出る洗浄液の量が少ないため、一定量の洗浄液を出すためには時間がかかる。また、シリンジを強く押したときにニードルが抜けてしまわないよう、回転式のロックが掛かるものを使用したほうがよい。

②Passive Ultrasonic Irrigation (PUI)

　専用の超音波チップを用い、音波により洗浄液に流れを起こすAccoustic streaming（図7）と、微小な気泡が潰れた際に生じる衝撃波が殺菌効果をもたらすとされるCavitation（図8）の2つの作用により、洗浄効果を高めるものである。臨床においては、根管内でCavitationが起こることはあまり多くないと考えられているので、実質はAccoustic streamingの効果によるものであると考えてよい。PUIを上記①のシリンジとニードルを用いる洗浄法と併用することによって、イスムスやフィン等の洗浄液が到達しにくい部位まで、洗浄液を送り込むことができ、根管内の削片や壊死歯髄などを優位に除去できたとの報告がある[31, 32]。

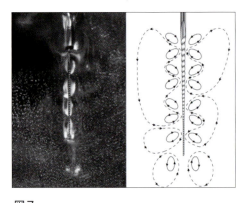

図7
ファイルの振動によって引き起こされたAccoustic streamingとそのイメージ(文献31より引用)。

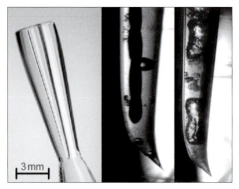

図8
根管模型内でCavitationが発生した瞬間を撮影したもの(文献31より引用)。

6）根管貼薬の位置づけ

　Bacterial Reductionの最終段階は根管貼薬である。解剖学的に根管内の形態は複雑を極めているため、一度侵入した細菌をすべて死滅させることは容易ではない。ファイルを用いた機械的拡大、そして超音波チップなどを併用し洗浄効果を高めて根管洗浄を行ったとしても、洗浄剤に耐性のある菌や洗浄液が行き届かなかった部位には細菌が残存してしまう。根管治療において、これらの細菌を除去する最後の手段が根管貼薬である。

　Shupingら[33]は、根管治療のステージを根管形成前、根管形成直後、根管形成中期、根管形成終了後、貼薬後（水酸化カルシウムを使用）に分け、それぞれの段階で根管内溶液のサンプリングを行った(図9)。それによると、根管拡大終了時と貼薬後とでは細菌培養陰性率に大きな差があり、水酸化カルシウムを貼薬剤として使用した際の殺菌効果があることを示した。根管貼薬の臨床的な意義は、感染根管治療の際に限りなく細菌数を減少させることにある。多くの研究から、病理組織学的には貼薬を行った歯の根尖周囲組織における炎症性細胞浸潤は貼薬を行っていない歯と比較して少ないことがわかっているが[34]、貼薬を行わなくても臨床的な治癒は得られたとの報告もある[35]。このことは、再根管治療であっても貼薬を行わずに根管充填までを完了させるいわゆるOne visit endodonticsをサポートする根拠の一つとなっている。米国の歯内療法において、臨床的にはOne visit endodonticsは正当性を十分に有しているが、大学のような教育機関では、病理組織学的な見地に基づき、貼薬を行うように指導がされている。

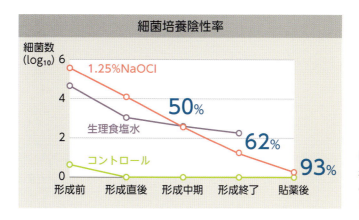

図9
根管治療における各ステージの根管内の細菌培養陰性率（文献33より引用改変）。

7）貼薬剤としての水酸化カルシウム

現時点において、貼薬剤に求められる殺菌力、生体親和性、安定性を有しているのは水酸化カルシウムである。水酸化カルシウムは無色無臭の粉末であるが、水と混ざることによってカルシウムイオンと水酸化物イオンに分離する。水酸化物イオンは高いアルカリ性を有し、細胞内のタンパク質変性、DNAの損傷、形質細胞膜の破壊等の作用により、殺菌力を発揮する。

臨床において大切なポイントは、水酸化カルシウムと水の混和物が直接触れているところのみに水酸化物イオンの強アルカリが働くことである。つまり、貼薬を行う際は根管内をすべて水酸化カルシウムと水の混和物で満たすようにして充填を行う必要がある。

（1）水酸化カルシウムと歯根破折

歯根未完成氏の壊死根管に対して従来行われてきた水酸化カルシウムの長期貼薬によるアペキシフィケーションは、水酸化カルシウムが象牙質の構造を脆弱化させ、歯頸部における歯根破折を引き起こすことがあるとして[36]、最近はMTAを用いたOne step Apexificationが行われることのほうが多い。

8）根管充填

根管形成、根管洗浄、根管貼薬によって根管系からの細菌除去を行った根管系を封鎖することが根管充填であり、その目的には以下が挙げられる。

①根管治療において、除去しきれなかった細菌を閉じ込める（埋葬）
②細菌が増殖するためのスペースを埋める（封鎖）
③細菌が生存、増殖するために必要な栄養源の進入路をなくす

根管充填は大きく側方加圧充填と垂直加圧充填に分けられるが、上記目的を達

成しやすいのは垂直加圧充填である。臨床においては、根未完成歯や根尖最狭窄部位が破壊されているケースなど、側方加圧充填が望ましいケースもあるが、垂直加圧充填のほうが適応の幅は広いと考えられる。

(1) 垂直加圧充填の臨床ステップ (図10)

①ヒートプラガー (図11)、軟化ガッターパーチャ充填用ニードル (図12) の試適
　ヒートプラガー、充填用ニードルの先端が作業長からマイナス3〜4mmの位置まで挿入できることを確認する。
②マスターポイントの挿入
　最終拡大号数と同じサイズのマスターポイントを選択する。テーパーは、同じか一つ下のサイズを選択し、試適を行う。
③ダウンパック
④加熱、加圧
　ヒートプラガーを加熱し、予め試適を行った位置まで挿入する。
⑤冷却、加圧
　加熱をやめ、加圧したまま約10秒間保持する。
⑥アピカルプラグの形成
　ヒートプラガーを抜き取り、ガッターパーチャの切断面をコンデンサー (図13) にて圧接する。その際、切断面より一回り小さい径のコンデンサーを選択するとよい。
⑦バックフィル
⑧根管充填後

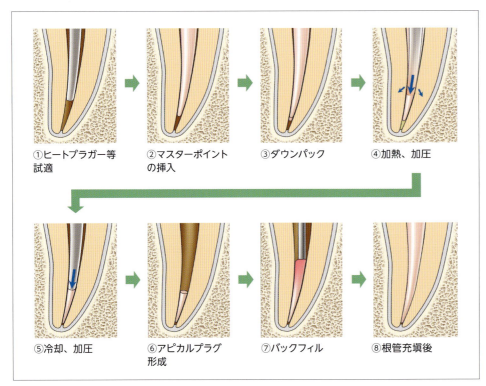

図10
垂直加圧充填法の臨床ステップ。

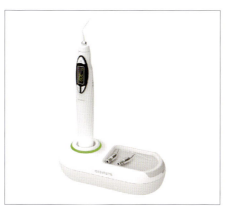

図11
電熱式根管プラガ　ゼネシスパック(ジーシー)。

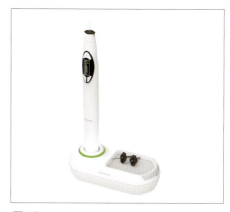

図12
歯科根管材料電気加熱注入器　ゼネシスフィル(ジーシー)。

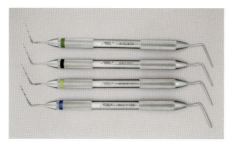

図13
NEX Gコンデンサー(ジーシー)。

(2) 垂直加圧根充と歯根破折との関連

　従来から、側方加圧根充時におけるスプレッダーの加圧と垂直的歯根破折の関連性は指摘されていたが[37]、垂直加圧根充は圧力が根尖方向へ伝わること、またガッターパーチャを熱で軟化するため、圧力がガッターパーチャに吸収されることから、術中の手技が歯根破折を引き起こす可能性は高くないといわれている。しかしながら、プラガーの挿入やスプレッダーの加圧時には必要以上の力をかけないように配慮は必要である。

チェックポイント 04　支台築造と接着

大森 さゆり　尾上 正治

1）漏洩と破折を防ぐ支台築造

（1）根管治療後の主な失敗原因

＜歯冠側からの漏洩＞

　無菌的に根管治療を終えても根尖性歯周炎が発症、もしくは治癒せず根管治療が失敗する場合がある。その主な原因の1つとして、歯内療法が終了した歯の歯冠側から何らかの原因で口腔内細菌やその産生物が根管内を再汚染する"歯冠側からの漏洩"が考えられる。

　歯冠側からの漏洩が起こる原因は何であろうか。根管充填の質が不良であったために根管内に細菌の再感染もしくは残留した細菌が活性化を起こしたのか、それとも歯冠修復物が不良であったために細菌が侵入して再感染を起こしたのであろうか。

　前項（P.20）でも触れたRayらは、1,010本の既根管治療歯を以下の基準においてX線上で根管充填の質、歯冠修復の質を評価し、どちらが根尖性歯周炎に影響するかを調査した。

■評価基準（X線より判断）
■根管充填の質（図1）
　良：すべての根管が緊密に充填されている、充填材に気泡なし、根管充填末端がX線写真の根尖から0～2mm以内。
不良：充填がされていない、もしくは充填内に気泡が存在、充填が粗で加圧不足、根管充填末端がX線写真の根尖から2mm以上アンダー。

■歯冠修復の質（図2）
　良：X線写真からマージン適合や形態がよい永久修復がなされていると判断される。
不良：オーバーハングなどの形態不良、マージン部不適合、二次う蝕がみられる。

■判定基準（X線上の根尖部状態から判断）
成功：歯根膜腔の幅が標準的
失敗：根尖部透過像のあるもの、歯根膜腔の幅が2倍以上に拡大しているもの。

結果：歯冠修復の質のほうが根管充填の質より根管治療の予後に影響する。

　この結果を検証するために、Tronstadらは同様の基準で調査を行ったところ、Rayらとは逆の結果である、根管充填の質のほうが歯冠修復の質より根管治療の予後に影響すると報告した。

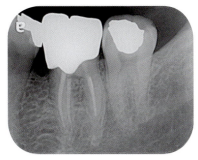
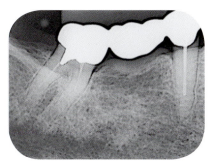

図1　Good Endodontic Filling　　Poor Endodontic Filling

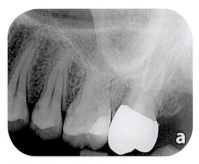
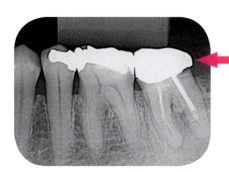

図2　Good Restoration　　Poor Restoration

　研究デザインの類似した2つの研究結果が相反する理由は明確にはなっていないが、共通していることは、充填の質と歯冠修復の質の両方がよいものが最も根管治療の成功率が高く、両方の質が悪いものが最も成功率が低かったということである。

　このことから、根管充填の質も歯冠修復の質も根管治療の予後に影響を与えるが、いくら質のよい根管充填を行っても修復物の適合が悪く、歯冠側からの細菌漏洩が生じてしまうと根管治療の失敗につながってしまう。根管治療の永続的な成功のためには、良好な歯冠修復による封鎖が非常に重要であるといえる[38, 39]。

　また、Alvesらは質のよい根管充填が細菌漏洩をどの程度防げるかということを調査するために、根管充填した31本の抜去前歯において細菌と内毒素の浸透を評価した。その結果、内毒素は最短8日で、細菌は平均62日で根尖部への浸透が生じた[40]。

　口腔内環境は化学的な刺激や繰り返される熱ストレスが大きく、根管充填後の仮封では長期的に漏洩を防ぐのが非常に厳しい環境であるため、根管充填が完了したら即時に築造を行うことが勧められる。これが難しい場合、水酸化カルシウムをポストスペースに貼薬したうえで、水硬性セメントとグラスアイオノマーセメントなどによる二重仮封を行い、築造までの期間はできる限り根管内が汚染されないようにする必要がある[41]。

(2) 既根管治療歯の根破折

　根管治療を行った失活歯は、枯れ木のようになるために破折しやすいとよくい

われるが、神経の有無で歯の性質が変化し、それによって破折しやすくなってしまうのだろうか。

　以前の研究においても既根管治療歯の象牙質は生活歯髄の象牙質とは性質が異なり、水分やコラーゲンの架橋結合が失われることによって破折しやすいと考えられていた。

　しかし、前項（P.17～19）で触れたように、既根管治療歯が生活歯と比較して破折の頻度が高いという事実は、象牙質の変性によって起こるわけではなく、切削などによる歯質の損失によるところが大きく、とくに辺縁隆線の喪失が影響することがわかる。

　既根管治療歯においては、修復治療の長期的な成功が根管内への細菌漏洩を防ぎ、歯質の損失が大きい場合にはポストコアシステムを用いた歯冠修復を行うことで重篤な根破折を予防できる。

　よって、この項では歯内療法の失敗に大きく影響を及ぼす細菌漏洩や破折を防ぐという観点から、支台築造と接着について考察する。

（3）漏洩と破折を防ぐ支台築造方法

　築造方法には間接法と直接法があるが、細菌漏洩や歯根破折を防ぐという観点からはどちらが適しているのであろうか。

＜間接法＞
漏洩の観点：コア装着時に再び根管内を細菌漏洩の危険に晒す可能性がある。
破折の観点：間接法でコアを作製する場合、根管のアンダーカットの除去が必要になり、歯質の削除量が多くなるために破折を招く可能性がある。

＜直接法＞
漏洩の観点：根管充填直後にラバーダム装着下で築造可能なため、細菌漏洩のリスクが減少する。
破折の観点：歯質のアンダーカットを除去する必要がないため、間接法に比べ歯質を保存し歯根破折リスクが減少する。

　漏洩と破折を防ぐ観点から考察すると、直接法で築造を行ったほうが間接法に比べて根管の再感染を防ぎ、歯質量を保存できるために有効といえる。

（4）漏洩を防ぐ築造時期

　細菌漏洩を防ぐためには根管充填後、速やかにラバーダム防湿下で築造を行うのが理想的であるが、実際の臨床においてはアポイント時間の制約などの理由から、次回に築造を行う場合がある。その際、どのようなことに注意すればよいか。
　Ali Çağın Yücelらは、5種類の充填テクニック（サーマフィル、プロテーパーのガッタパーチャによるシングルポイント充填、側方加圧充填、プロテーパーの

ガッタパーチャによる側方加圧充填、システムBによる充填）を用いて細菌浸透を比較した。

その結果、60日でどの充填テクニックでも細菌浸透を示したことから、これより早い段階での築造への移行が望ましいといえる。

しかし、細菌の内毒素は最短8日で漏洩をするというAlvesらの報告や、唾液は最短4日で充填後漏洩をしたというKhayatらの報告もあるため、根管充填後はできるだけ速やかに築造を行うことが望ましい[40, 42, 43]。

（5）漏洩を防ぐ築造時のラバーダム防湿

築造時にラバーダム防湿を行うことで成功率に違いは生じるのであろうか。

Goldfeinらは、185名の根管治療後に築造まで行った患者を、ポストを設置し築造を行う際にラバーダム防湿を行ったグループと行わなかったグループに分けて、治療の成功率について後ろ向き調査を行った。

その結果、ポスト設置時にラバーダム防湿を行っていないグループの治療の成功率は約73%、ラバーダム防湿を行っていたグループは約93%であった。

この研究からわかるように、ポスト設置時や築造時における漏洩の有無が成功率に影響を及ぼす可能性があり、たとえ緊密な根管充填がなされていたとしても、漏洩が起これば細菌は容易に根尖部に到達してしまうため、築造時にも必ずラバーダム防湿を行う必要がある[44]。

漏洩や破折を防ぐ観点より、支台築造はラバーダム防湿を行い、充填後できるだけ早く直接法で行うことが推奨される。また、根管充填直後に築造が行えず、期間が空いてしまう場合は水酸化カルシウムを根管内に貼薬したうえで、セメントなどにより十分な厚みをとって仮封を行い、漏洩のリスクをできるだけ回避する必要がある。

（6）破折抵抗性を高める歯の要因

＜フェルル＞

前項（P.21）で紹介したように、フェルルは修復物の長期的な予後に重要な要素で、主に抵抗形態に寄与して破折を防ぎ、歯の延命に貢献するという報告がある。

Sorensenらは、1mmの高さのフェルルをもつ修復歯は、フェルルがない場合と比較して破折抵抗が2倍であったとし、フェルルに関するレビュー論文においてもフェルルの高さが1.5～2mm存在すると、最大の破折抵抗性を示すことが報告された[45]。

フェルルは、歯冠修復歯の延命において重要な役割を担っている。フェルルがない場合は、クラウンレングスニングや矯正的挺出によって適切なフェルルを付与することが望ましいが、歯冠－歯根比の悪化からレストラビリティに悪影響を及ぼす場合もあるため、十分な考慮が必要である。

(7) 漏洩や破折を防ぐポストの設置

　破折を防ぐという観点からポスト設置が破折抵抗性を高めるか否かという問題は、ポストとコアマテリアルの材料や残存歯質量によって異なり、明確な答えが出ていない。また、ポストは漏洩を防ぐ要因にはならないが、残存歯質量が少ない場合には築造体の維持のためにポストが必要となり、ポスト設置が修復物の長期的な成功に寄与するともいえる。

(8) 歯種別のポストの必要性[46]

＜前歯＞

　前歯においては、根管治療時のアクセスオープニングが小さく済んで歯質削除も最小であるため、最終修復はコンポジットレジンなどによる接着修復が可能となることも多い。この場合、ポストを設置することは構造上利益とはならない。
　ポスト設置が必要となるのは、根管充填後に被覆冠で修復を行う際に、支台歯形成により残存歯質量が少なくなる場合である。したがって、残存歯質量と機能的な必要条件によってポストが必要かどうかを決定する。

＜小臼歯＞

　小臼歯は、大臼歯に比べて咬合による側方力を受けた場合に破折を招く危険性が高いため、破折を防ぐ観点から、既根管治療歯は咬頭被覆タイプの修復物によって補綴することが推奨される。支台歯形成によって残存歯質量が少なくなるときにはポスト設置が必要となるが、小臼歯は複雑な根形態を有するため、ポストスペース形成にはとくに注意が必要である。

＜大臼歯＞

　大臼歯の既根管治療歯は、大きな咬合力が加わるために咬頭被覆タイプの修復物によって補綴されるべきであるが、すべてのケースでポストが必要なわけではない。たとえば、歯冠に十分な厚みのある歯質が四壁残っている場合などは、歯髄腔と根管はコア築盛で十分な維持が得られるため、ポストは不必要である。
　また、大臼歯は主に縦方向の咬合力を受けるので、ポストは下顎大臼歯の遠心根、上顎大臼歯の口蓋根のように最も大きく、まっすぐな根管に設置する。

(9) ポストとコアマテリアルの選択

　ポストを設置する場合、どのようなポストやコアマテリアルを選択すると、漏洩や破折を防ぐことができるのか。
　ポストの材質は主に金属ポスト、ジルコニアセラミックポスト、ファイバーポストに分けられるが、現在はその特性からファイバーポストが推奨されている。ファイバーポストは審美性に優れ、金属ポストより柔軟で、象牙質とおおよそ同じ弾性係数を有しているため、咬合力が均等に伝わり、歯根破折を防ぐと考えら

れている。

また、金属ポストと比較した場合に、破折が生じたとしても抜歯に至るような重篤な歯根破折のリスクが低く、再根管治療時のポスト除去が比較的容易であることもメリットとして挙げられる[46〜49]。

(10) ファイバーポストは漏洩を防ぐか

ファイバーポストはレジン材料とともに築造されるため、適切に根管象牙質との接着が行われれば、細菌漏洩を防ぐと考えられる。しかし、口腔内での繰り返される温度変化、化学的、機械的なストレスのために、次第に根管象牙質との接着性が低下する可能性がある。

また、ファイバーポストは金属ポストに比べて弾性があるために、機能時にコアが動き築造体がたわむため、とくに歯冠歯質が最小のときにクラウンのマージン部からの微少漏洩を来す可能性も示唆される[50]。

(11) ファイバーポストは破折を防ぐか

ファイバーポストとレジン系材料による築造体が既根管治療歯の破折抵抗性を高めるか否かについては、答えが出ていないのが現状である。しかし、いくつかの研究によると、ファイバーポストとレジン系材料による築造体は、歯の残存歯質量が少ない場合に破折抵抗性を高めることが報告されている。

Mangoldらは、抜歯した64本の既根管治療小臼歯を残存歯冠壁数によって4グループに分け、さらにファイバーポスト設置の有無によって分類し、コア築造後に金属クラウンをグラスアイオノマーセメントにて合着した。クラウン合着された抜去歯に口腔内の温度変化をシミュレートしたサーマサイクルと咬合力を想定した負荷を与え、その後、破砕するまで荷重をかけて破折抵抗値を測定した。

■グループと結果
ファイバーポスト（F）、コンポジットレジンコア（C）、金属クラウン（Cr）

W3（歯冠歯質3壁残存）：
　修復：①F+C+Cr　②C+Cr

W2（歯冠歯質2壁残存）：
　修復：①F+C+Cr　②C+Cr

☆W1（歯冠歯質1壁残存）：
　修復：①F+C+Cr　②C+Cr

☆W0（歯冠壁なし）：
　修復：①F+C+Cr　②C+Cr

修復①は修復②より破折抵抗値が優位に高かった。

結果：残存歯冠壁数が1と0の場合において、ファイバーポストを設置した修復物はファイバーポストを設置しないものと比べて破折抵抗が高く、残存歯質量が少ない場合にファイバーポスト設置が破折抵抗を高める傾向にあった[51]。

　ファイバーポストの設置は、すべての既根管治療歯において破折抵抗性を高めるというわけではなく、歯質残存量が少ない場合に破折抵抗性を高める可能性が示唆される。
　それでは、ファイバーポストを設置した歯の破折様式はどうであろうか。
　Martinez-Insuaらは、抜歯された44本の既根管治療小臼歯において、ファイバーポストとコンポジットレジンで築造したものと、金属鋳造コアにて築造したものの2グループに分けて破折するまで負荷を与え、それぞれの破折パターンを観察した。その結果、金属鋳造ポストは歯根破折が生じる傾向が強かったが、ファイバーポストとコンポジットレジンによって築造された歯は、歯根ではなく主にコア部分に破折を起こし、抜歯に至るような重篤な歯根破折の様相を示さなかった（図3）[52]。
　Salamanらは、90本の抜去された下顎第2大臼歯に根管治療を行い、残存歯冠歯質量60％（MOD窩洞）、20％（MODB窩洞・頬側咬頭含む）、0％（すべての歯冠部歯質なし）の3グループに分け、さらにそれぞれファイバーポスト設置してコア築造したものと、ファイバーポストなしでコア築造したものに分類した。それぞれの抜去歯をセラミッククラウンによって修復した後に破折抵抗性を測定し、SEM像にて破折様式を評価した結果、残存歯質量が少ないグループほどファイバーポストを設置したほうがより破折抵抗性が高く、すべてのグループにおいてファイバーポストを設置したほうが修復可能な破折様式を示した[53]。
　これらのことより、ファイバーポストと接着性レジン材料による築造体は適切な接着操作を行うことで細菌漏洩を防ぎ、残存歯質が少ない場合においては破折抵抗性を高め、重篤な歯根破折に至る可能性が低いと考えられる。しかしながら、まだ現時点ではファイバーポストの予知性や長期的に安定した接着性についての結論が出ていないため、今後さらなる研究が期待される。

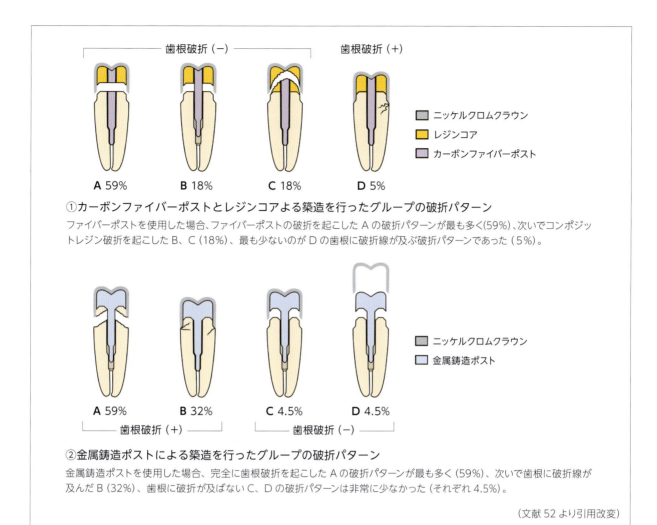

図3　カーボンファイバーポストとレジンコアによる築造と
金属鋳造ポストによる築造における破折パターン

（12）破折を防ぐポストの準備

残存歯質量が少ない場合にはポストが必要であるが、ポストスペースを過剰に形成すると、さらに歯質を削ってしまい破折を招く危険性がある。不必要なポストスペース形成を行わずに破折抵抗性を高めるためには、どのような点に注意すればよいだろうか。

＜ポスト長さ＞

築造体の維持は修復物の維持に関与するため非常に重要であるが、良好な維持のためのポスト長さはどのくらいなのか。Goodacreらは、ポスト長さは根の長さの3/4か、最低でも歯冠長と等しい長さが必要であると報告し、Sorensenらは、1,273の既根管治療歯の患者記録からポストの長さや種類が予後に及ぼす影響を後ろ向きに調査した結果、ポストの長さが少なくとも歯冠長と同等であった場合、修復物の脱離や歯の破折などの失敗が生じにくく、成功率が97.5％であったと報告した。

これらの報告から、設置するポストの長さは最低でも歯冠長と同じくらいは必要であるといえる[54, 55]。

＜ポストの適合性＞

Büttelらは、ファイバーポストの根管壁との適合性と長さが破折抵抗性に影響を及ぼすかを、96本の単根抜去歯を使用して調べたところ、ポストの長さは破折抵抗性に影響を及ぼすが、ポストの適合性は破折抵抗性に影響しないと報告した。

このことより、根管壁に適合させるためのポストスペース形成は行う必要がなく、歯質を削ることなく挿入できる太さのポストを選択すればよいことが示唆される[56]。

＜ポストの配置＞

根管内のポストの配置は破折抵抗性に影響するのであろうか。

ファイバーポストの配置位置や本数が異なる9種類の築造体に、試験体長軸に対して45°方向から繰り返し荷重をかけて破折抵抗性や破折様相を調べた研究によると、荷重がかかったときに築造体が引き伸ばされ、引っ張り応力が生じる側にファイバーポストを配置したものが最も破折抵抗性が高く、望ましい破折様式であった。その一方で、ファイバーポストを根管の中央に配置したものは破折抵抗性が最も低い結果となった(図4)。

築造体に大きな負荷がかかった場合、大きく引っ張り応力が生じる部位のレジン層には亀裂が入りやすいため、コンポジットレジンに比べ曲げ強さが大きいファイバーポストを引っ張り応力が生じやすい根管壁に接するように配置することで、レジン材料の脆性を補強する可能性が示唆される。

実際の臨床では、上顎前歯のように歯根中央まで漏斗状を呈する根管の場合、比較的自由な位置にファイバーポストを配置できるので、咬合力が加わった際に築造体に引っ張り応力が生じやすい口蓋側の根管壁に寄せるように配置する。

また、下顎前歯は唇側や舌側から力が加わるため、唇側と舌側にファイバーポストを配置するのが理想的であるが、下顎前歯は細い根管であるため、複数のファイバーポストを配置することが難しいので、どちらかの根管壁に沿わせる形でファイバーポストを配置する。

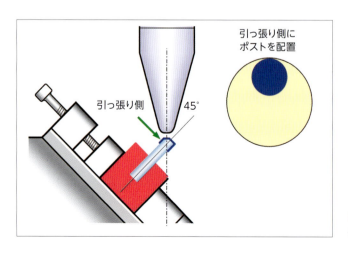

引っ張り側：荷重がかかると築造体が引き伸ばされる側

図4
(文献57より引用改変)

臼歯部においては直線的で太い根管にポスト配置することが望ましいため、上顎大臼歯口蓋根の頰側や口蓋側、下顎大臼歯遠心根の頰側や舌側などにファイバーポストを寄せて配置するのが有効である[57]。

<ポストの本数>

ポストの本数は破折抵抗性に影響するのだろうか。

いくつかの論文によると、上顎前歯のような漏斗状の根管などでファイバーポストを複数本挿入することで破折抵抗性を高めたという報告がある。また、歯根にかかる応力を有限要素解析にて評価した研究によると、複数ポストを設置すると垂直荷重で約27%、斜め荷重で約20%の応力集中の減少がみられたという報告もある。このことから、太い楕円形の根管や漏斗状の根管においては、複数本のファイバーポスト設置は破折抵抗性を高める可能性が示唆される[58〜60]。

<最小のポストスペース形成>

必要なポストの長さを確保するためには、ポストスペース形成が必要になる場合がある。

破折を起こす最大の原因は歯質の喪失であるため、歯質の切削を伴うポストスペース形成は、必要がある場合にのみ、歯根の解剖学的形態に細心の注意を払って最小の歯質削除で行う。

理想的には、根管充填時にガッタパーチャをあらかじめポストスペースを確保した位置で切断し、歯質を切削するようなポストスペース形成は行わないのが望ましい。

<漏洩を防ぐポストスペース準備>

ガッタパーチャ除去：ポストスペース形成する場合、ガッタパーチャはどのくらい根尖部に残す必要があるのだろうか。

Abramo-vitzらは、根尖部3㎜のガッタパーチャでは封鎖が不十分であると報告し、ガッタパーチャは根尖部封鎖のために4、5㎜残すことを推奨した。

しかし、注意しなければならないのは、4㎜以上ガッタパーチャが根尖部に存在すれば漏洩を防ぐというわけではなく、根管充填のみでは短期間で漏洩が起こるという事実からもわかるように、速やかに築造、修復処置に移行することが重要である[61]。

ガッタパーチャを除去する場合、ガッタパーチャ溶解剤やゲーツなどの回転器具を使用すると根尖部付近の封鎖を壊して漏洩する危険性が高まるため、ヒートプラガーなどの熱によってガッタパーチャを除去する方法が望ましい。しかし、根尖部の封鎖性を保つためには、最初からポストスペースを考えて充填をするのが安全かつ効率的であるといえる[62]。

また、根管充填後、築造を行う際にシーラーの硬化は漏洩に影響を及ぼすのであろうか。

ガッタパーチャ除去時のシーラーの硬化が漏洩に影響を及ぼすかどうかについ

ては、シーラーが完全硬化してからガッターパーチャを除去することで、完全に硬化したシーラーが根管壁から破壊されて剝がされ、かえって漏洩を招くため、シーラーが固まらないうちにガッタパーチャを除去しポスト形成を行ったほうが漏洩しにくいという報告や、シーラーが固まっていてもいなくても漏洩には影響を及ぼさないとする報告がある。

一方、シーラーが固まってからのほうが漏洩は少なかったという報告は見当たらない。このことからも、築造を行う際に必ずしもシーラーの硬化を待つ必要はなく、漏洩リスクを回避するために充塡後は速やかに築造を行うのが望ましいといえる[63,64]。

また、ユージノール系のシーラーを使用する場合には、レジン系のコア材料の重合阻害を防ぐために、コア築造前に必ず根管壁に残ったシーラーを除去することも重要である。

＜破折や漏洩を防ぐコア材料＞

主な材料は鋳造合金、アマルガム、コンポジットレジン、グラスアイオノマーセメント材料などがある。漏洩を防ぐという観点から、根管治療終了後は速やかに直接法でコア築造を行うことが可能である材料を挙げると、アマルガム、コンポジットレジン、グラスアイオノマーセメントが該当する。

それぞれのコア材料としての漏洩や破折抵抗性はどうであろうか。

①アマルガム

アマルガムは高い剛性と低溶解性を有するため、長年コア材料として使用されてきたが、材料自体に歯質接着性がないため、いくら緊密に充塡していたとしても長期的には漏洩のリスクがある。また、水銀の含有や審美性の問題があるため、現在ではあまり使用されない材料である。

②グラスアイオノマーセメント

グラスアイオノマーセメントはアマルガムより審美性が高く、操作性もよいといえるが、グラスアイオノマーセメントコア、マルガムコア、コンポジットレジンコアに咀嚼力をシミュレートした力を垂直にかけ、それぞれの疲労破折を比較した研究によると、グラスアイオノマーセメントコアは他の材料と比較して最も強度に欠けると報告された。このことからも、グラスアイオノマーセメントは大きく歯質が失われている場合のコア材料としては適さないことが示唆される[65]。

③コンポジットレジン

コンポジットレジンは直接法での築造が可能であり、ポストと残存歯質に接着性を有するため漏洩を防ぎうる材料であるといえるが、レジンの重合収縮や経年的劣化などのデメリットもある。しかし、繰り返される咀嚼に耐えうる強度や低溶解性、高い審美性を有し、歯に破折が生じたときに修復可能な破折パターンを呈するといった特徴がある。このことからも、コンポジットレジンはコア材料として第一選択となりうる材料である[66]。

＜推奨されるセメント材料＞

　間接法でポストコアを設置する場合には、どのようなセメント材料が推奨されるか。

　Reidらは、50本の単根抜去歯において金属性のポストをリン酸亜鉛セメントで合着したものと、セラミックポストやファイバーポストをレジン系のセメントで接着させた築造体に、約6ヵ月間口腔内に築造体のみの状態で存在している状況をシミュレートし、相当する荷重とサーマサイクルにて負荷を与え、ポストコア築造体の耐久性と漏洩性を評価した。その結果、レジン系のセメントを使用したグループが優位に漏洩を防いだことが報告された[67]。

　好ましい状況ではないが、根管治療後に長期間クラウン修復がされなかった場合やクラウンが脱離した場合などを想定すると、歯質やポストに接着性を有し、少しでも漏洩を防ぐ材料を使用するほうが望ましいため、レジン系のセメント材料の使用が推奨される。

＜破折や漏洩を防ぐ支台築造のまとめ＞

①築造はラバーダム防湿を行って根管の細菌汚染を回避し、根管充填後、可及的速やかに行う。
②臼歯の修復は咬頭被覆とし、歯質残存量を考慮してポスト設置を行う。
③必要な場合にのみポストスペース形成して、歯質削除量を最小にする。
④ポスト径はできるだけ歯質を削除せずに根管に挿入可能なサイズを選択し、荷重時に築造体が引っ張られる側の根管壁に沿わせて設置する。
⑤ガッタパーチャは4mm以上残すようにし、ポストの長さは最低でも歯冠長と同じ長さを確保する。
⑥適切なフェルルにより、抵抗形態を付与する。
⑦築造には歯質やポストに接着性を有する材料を使用する。

2) 漏洩と破折を防ぐ根管象牙質の接着

　歯内療法における接着は細菌漏洩を防ぎ、築造体や修復物を維持することで歯根破折のリスクを回避するために欠かせないものであるが、エナメル質と比較して、根管象牙質は接着に対し不利な条件が存在する。ポスト、コア材料、歯質の良好な接着は既根管治療歯の予後に影響するため、根管象牙質に適した接着システムを理解することが非常に重要である。

(1) 根管象牙質接着の問題点

＜エナメル質と象牙質の構造の違い＞

　エナメル質が約97%の無機質から構成されているのに対して、象牙質はコラーゲンである有機質と水に富んだ構造物であるため、象牙質の接着はそれらをどのように処理するかが大きなポイントとなる。そして、このような性質が接着を

困難にしているともいえる (表1)。

表1 エナメル質と象牙質の構造の違い

	エナメル質	象牙質
無機質 (%)	92〜96	69
有機質 (%)	1〜2	20
水 (%)	2〜4	11

　また、歯冠象牙質と歯根象牙質における接着強さの違いについてであるが、根尖付近では象牙細管が少なくなるので象牙細管とのレジンタグの形成不足により、接着強さが弱まるという報告がある一方で、象牙細管が少ないということは管間象牙質の面積が増えるため、接着に有利に働くという報告もある[68, 69]。

　接着強さについては、歯根象牙質と歯冠象牙質の性質の違いによる大きな相違はないという見解が一般的であるが、実際には根管象牙質の大きなCファクターや乾燥が不十分となる問題、そして光重合における照射光の到達度などが歯冠象牙質に比べて接着に不利に働くといえる。そのため、根管象牙質の接着には使用する接着システムやレジン材料の種類、重合方法などが大きく影響を及ぼす。

＜レジンの重合収縮とCファクター＞

　レジン材料の重合収縮は約2〜7％起こるとされ、象牙質への接着が弱い、もしくはレジンの重合収縮の力が大きいと接着していたレジンが象牙質から剥がれてしまい、コントラクションギャップという隙間が生じる (図5)。

　それでは、このコントラクションギャップが生じやすい状況とはどのようなときか。

　コントラクションギャップに大きく関係してくるのが、Cファクターと呼ばれる因子である。

　Cファクターとは、レジン表面の接着している面積と接着していないところの比率で表され、たとえば1級窩洞や5級窩洞などは窩洞を立法体に見立てると6面中5面壁に囲まれているので、重合収縮に伴う応力の逃げ場が少なく、それによりレジンが接着面から剥がれてコントラクションギャップが生じやすくなる。また、根管は根管壁で囲まれており、根管長を考慮すると相当大きなCファクターが生じると考えられる (図6)。

　このことからも、根管での接着に関しては大きなCファクターを考慮し、できるだけ重合収縮の生じにくいレジン材料や重合法の選択、そして適切な接着システムが重要であるといえる[70, 71]。

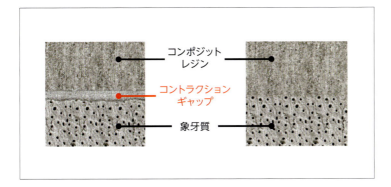

図5 コントラクションギャップ

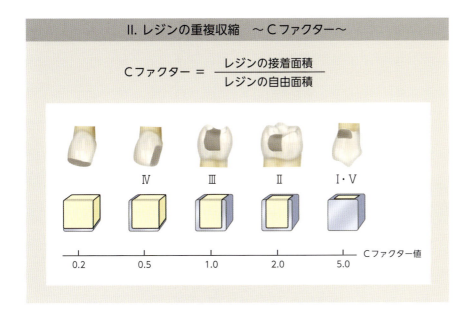

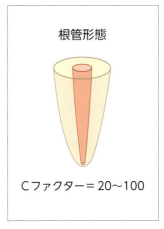

図6 Cファクター
(文献70、71より引用改変)

＜MMPs（マトリックス金属タンパク分解酵素）＞
　接着直後は良好であった象牙質とレジンの接着も長期間では劣化し、象牙質に存在しているMMPs（マトリックス金属タンパク分解酵素）によって細菌の関与なしに象牙質のコラーゲン分解が起こることが報告された。このMMPsは、低いpHになると象牙質から放出される可能性や、脱灰象牙質の樹脂含浸層外コラーゲンから放出される可能性があると報告されている[72]。

（2）根管象牙質への適切な接着とは

　根管象牙質はその特性から接着に関して不利な条件を有しているといえるが、良好な接着を得るためにはどうすればよいのであろうか。

①接着処理
　根管象牙質との良好な接着を得るためには、各接着処理の役割を理解して正確に歯質への処理を行うことが重要である。
●エッチングの役割
　象牙質におけるエッチングの役割は、エナメル質に対して行うエッチングの目的とは異なり、主にスメア層の除去である。スメア層が除去された象牙細管にレ

ジンが入り込んでレジンタグを形成することが望ましいとされる。たとえば、象牙質をエナメル質へのエッチングに使用する強酸（リン酸）でエッチングすると、スメア層だけでなく多くの正常象牙質も脱灰されてしまい、過度に脱灰された象牙質底部までレジンが浸潤しないため、接着強さが劣るという報告もある。

象牙質のエッチングに強酸である37％のリン酸と、マイルドな酸である0.1MのEDTAを使用し、形成された樹脂含浸層の耐久性を調べた研究によると、37％リン酸でエッチングしたものに比べて、マイルドな酸である0.1M EDTAを使用したほうが樹脂含浸層の耐久性を向上させたと報告した。

象牙質を脱灰させすぎずに良好な樹脂含浸層を作ることが安定した接着につながるため、根管象牙質のエッチングにはマイルドな酸を使用することが推奨される[73, 74]。

● プライミングの役割

プライミング処理は、エッチング後の収縮した象牙質のコラーゲン層をプライミング材に含まれる接着性モノマーが膨潤させ、ボンディング材を浸透しやすくする。

● ボンディングの役割

プライミングによってボンディング材が浸潤しやすい状態になったコラーゲン層に、接着性モノマーを含むボンディング材が浸潤し樹脂含浸層を形成する。樹脂含浸層が形成されることでレジン材料と象牙質の良好な接着が確立される。

②接着システムの分類（表2）

現在市販されている接着システムは、それぞれの接着処理ステップ数、あるいは接着機構によって分類されているが、根管象牙質への接着限界をふまえて、どのような接着処理を行うことで効果的に接着性を高めることができるのか。

大きく分類すると、エッチング後にエッチング成分を水洗してから次の接着処理に進むタイプ（Etch-and-rinse adhesives）、エッチング材の水洗が必要ないタイプ（Self-etch adhesives）とに大別される。そして、その後に行うプライミングとボンディング処理のステップ数により細かく分類されている[75]。

【Etch-and-rinse adhesives（エッチング後に水洗あり）】

● 3ステップエッチアンドリンスアドヒーシブ

酸処理後に水洗し、乾燥させたのちにプライミングとボンディングをそれぞれ行う3ステップ。

● 2ステップエッチアンドリンスアドヒーシブ

エッチング、水洗後に脱灰象牙質を十分乾燥させずにプライミング・ボンディング処理を同時に行う2ステップ。

【Self-etch adhesives（エッチング後に水洗なし）】

● 2ステップセルフエッチアドヒーシブ

エッチングとプライミングを同時に行い水洗はせず、その後ボンディングを行う2ステップ。プライマー中に含まれる酸性モノマーにより歯質が脱灰される。

● 1ステップセルフエッチアドヒーシブ

エッチング、プライミング、ボンディングを1回のステップで同時に行う。

わが国で入手可能な主なプライミング材やボンディング材の成分表を参照し、各メーカーの接着システムや成分を十分理解して使用することが推奨される（表3～7）。

表2　接着シシテムの分類

接着システム	エッチ＆リンスアドヒーシブ		セルフエッチアドヒーシブ	
	3ステップ	2ステップ	2ステップ	1ステップ
エッチング	紫	紫		
プライミング	黄		黄	ピンク
ボンディング	青	緑	青	

表3　Etch-and-rinse adhesives

	商品名	メーカー	商品画像	プライマー	ボンディング
3step	スコッチボンドマルチパーパスプラス (光重合)	3M		HEMA、ポリカルボン酸、精製水、その他	メタクリレート、HEMA、その他
	ペントロンイーライズ (デュアルキュア)	ペントロンジャパン		グリセルモノメタクリレート、グルセリルジメタクリレート、メタクリル酸、精製水	**キャタリスト液**：HEMA、Bis-GMA、リン酸系接着性モノマー、化学重合触媒 **ユニバーサル液**：エタノール、重合促進剤、光重合触媒
	クリアフィルフォトボンド (デュアルキュア) 別途プライマー使用	クラレノリタケデジタル		別途使用	**キャタリスト液**：Bis-GMA、HEMA、MDP、光重合触媒、化学重合触媒 **ユニバーサ0ル液**：エタノール、化学重合促進剤、その他
2step	シングルボンドプラス (光重合)	3M		－	HEMA、メタクリレート、ポリカルボン酸、エタノール、シリカ、精製水、その他
	オプチボンドソロプラス (光重合)	Kerr		－	Bis-GMA、HEMA、エタノール、フィラー、その他
	プライム＆ボンド NT (光重合)	デンツプライ三金		－	メタクリル酸エステル、アセトン、光重合開始剤
	ワンコートボンド (光重合)	ヨシダ		－	メタクリレート類、二酸化ケイ素、重合開始材、その他
	One-Step (光重合)	BISCO		－	Bis-GMA、BPDM、HEMA、アセトン

表4 Self-etch adhesives①

	商品名	メーカー	商品画像	プライマー	ボンディング
2step	クリアフィルメガボンド FA (光重合)	クラレノリタケデンタル		HEMA、MDP、抗菌性モノマー（MDPB）、精製水、光重合触媒、着色料、その他	シリカ系マイクロフィラー、表面処理フッ化ナトリウム、Bis-GMA、MDP、HEMA、光重合触媒、その他
	クリアフィルメガボンド2 (光重合)	クラレノリタケデンタル		リン酸エステル系モノマー（HEMA、MDP、その他メタクリル酸系モノマー）、精製水、光重合触媒、着色剤、その他	シリカ系マイクロフィラー、リン酸エステル系モノマー（Bis-GMA、MDP、HEMA、メタクリル酸系モノマー）、光重合触媒、その他
	オプチボンド XTR (光重合)	Kerr		GPDM（グリセロリン酸ジメタクリレート）、Bis-GMA、水、エタノール、アセトン、HEMA、光重合触媒（カンファーキノン）	3種ナノフィラー、GPDM（グリセロリン酸時メタクリレート）、Bis-GMA
	フルオロボンド II (光重合)	松風		エタノール、ホスホン酸系モノマー、カルボン酸系モノマー、精製水、その他	ガラス粉、UDMA、2-HEMA、TEGDMA、微粒子けい酸、その他
	トクソーマックボンドII (光重合)	トクヤマデンタル		プライマーA：リン酸モノマー、MAC-10、アセトン、カンファーキノン プライマーB：精製水、イソプロパノール	Bis-GMA、TEGDMA、HEMA、MAC-10、カンファーキノン
	ユニフィルボンド (光重合)	ジーシー		エタノール、水、4-メタクリロキシエチルトリメリット酸（4-MET）	Bis-GMA、BPDM、HEMA、アセトン

表5 Self-etch adhesives②

	商品名	メーカー	商品画像	ボンディング
1step	クリアフィルトライエスボンド ND クイック (光重合)	クラレノリタケデンタル		シリカ系マイクロフィラー、Bis-GMA、MDP、HEMA、エタノール、光重合触媒、精製水、その他
	クリアフィルユニバーサルボンド クイック (デュアルキュア)	クラレノリタケデンタル		Bis-GMA、リン酸エステル系モノマー（MDP、HEMA、親水性アミド系モノマー）、シリカ系マイクロフィラー、エタノール、光重合触媒、化学重合促進剤、精製水、フッ化ナトリウム、その他
	クリアフィル DC ボンド (デュアルキュア)	クラレノリタケデンタル		ボンドA：HEMA、Bis-GMA、MDP、光重合触媒、化学重合触媒、シリカ系マイクロフィラー、その他 ボンドB：精製水、エタノール、化学重合触媒
	ボンドフォースⅡ (光重合)	トクヤマデンタル		接着性 SR モノマー*、Bis-GMA、TEGDMA、HEMA、アルコール、精製水、カンファーキノン、その他 *リン酸モノマーを一部組織化させたもの
	AQ ボンド SP (光重合)	サンメディカル		ボンド：アセトン、4-META、アクリル酸エステル類、水、その他 キャスタスポンジ(粉)：芳香族アミン、芳香族スルフォン酸塩
	オプチボンド オールインワン (光重合)	Kerr		グリセロールジメタクリレート、Bis-GMA、HEMA、光重合触媒（カンファーキノン）、アセトン、エタノール、精製水、フィラー
	G プレミオボンド (光重合)	ジーシー		接着性モノマー（4-MET、MDP、MDTP）、疎水性モノマー（ジメタクリレート）、水、アセトン、フィラー、光重合触媒

表6 Self-etch adhesives③

	商品名	メーカー	商品画像	ボンディング
1step	ビューティボンドマルチ （光重合）	松風		アセトン、精製水、Bis-GMA、カルボン酸系モノマー、TEGDMA、ホスホン酸系モノマー、その他
	フルオロボンド シェイクワン （光重合）	松風		ボンドA：精製水、アセトン、ガラス粉、その他 ボンドB：2-HEMA、4-AET、アセトン、Bis-GMA、ホスホン酸系モノマー、その他
	スコッチボンド ユニバーサル （光重合）	3M		リン酸エステル系モノマー、メタクリレート、重合開始剤、エタノール、その他
	アドヒースユニバーサル （光重合）	Ivoclar Vivadent		接着性モノマー（MDP、カルボン酸系モノマー） 親水性モノマー（HEMA）、疎水性モノマー（Bis-GMA、UDMA）、水、エタノール、フィラー、光重合触媒
	オールボンドユニバーサル （光重合）	BISCO		Bis-GMA、エタノール、HEMA、精製水、カンファーキノン、その他
	グルーマ セルフエッチ （光重合）	ヘレウス クルツァー ジャパン		メタクリレート系モノマー、アセトン、水、その他
	グルーマ ボンドCA （光重合）	ヘレウス クルツァー ジャパン		ボンド：メタクリル酸エステル類（4-META 他）、アセトン、水、その他 キャタスポンジ（粉）：芳香族アミン、芳香族スルフィン酸塩
	アイゴスボンド （光重合）	山本貴金属 地金		接着性モノマー（4-MET、M-TEG-P）、親水性モノマー（HEMA）、疎水性モノマー（ジメタクリレート）、水、エタノール、フィラー、光重合触媒
	ボンドワンSF （光重合）	ペントロン ジャパン		4MET、UDMA、HEMA、TEGDMA、重合開始剤、その他
	アブソリュート2 （光重合）	デンツプライ 三金		メタクリル酸エステル、フッ素化合物、無水ケイ酸、アセトン、精製水、その他
	クシーノJP （光重合）	デンツプライ 三金		メタクリル酸エステル、フッ素化合物、二酸化ケイ素、アルコール、精製水、その他
	クシーノVプラス （光重合）	デンツプライ 三金		二官能性アクリレート、酸性アクリレート、官能性リン酸エステル、t-ブタノール、その他
	ワンナップボンド Fプラス （光重合）	トクヤマ デンタル		A液：リン酸モノマー、MAC-10、Bis-MPEPP、MMA B液：HEMA、MMA、精製水、フルオロアミノシリケートガラス、ボレート系触媒
	デントクラフトAボンド （光重合）	ヨシダ		アセトン、UDMA、4-META、その他

表7　コア材用

	Etch-and-rinse adhesives			
	商品名	メーカー	商品画像	ボンディング
3step	ルクサボンド （デュアルキュア） （コア材：ルクサコア）	ヨシダ		プレボンド：エタノール、ベンゼン、スルフォン酸ナトリウム ボンドA：メタクリレート類、重合開始剤 ボンドB：メタクリレート類、重合開始剤

	Self-etch adhesives			
	商品名	メーカー	商品画像	ボンディング
1step	i-TFC ボンド （デュアルキュア） （コア材：i-TFCシステム）	サンメディカル		ボンディング（液体）：メタクリル酸エステル類（4-META、その他）、アセトン、水、その他 ブラシ（粉末）：重合開始剤（芳香族アミン、芳香族スルフィン酸）
	クリアフィルボンド SE ONE （デュアルキュア） （コア材：DCコア）	クラレノリタケデンタル		Bis-GMA、MDP、HEMA、その他のメタクリル酸系モノマー、シリカ系マイクロフィラー、エタノール、光重合触媒、化学重合促進剤、精製水、フッ化ナトリウム、その他
	ビューティデュアルボンド （デュアルキュア） （コア材：ビューティコアLC）	松風		ボンドA：精製水、アセトン、反応開始剤 ボンドB：アセトン、Bis-GMA、カルボン酸系モノマー、TEGDMA、反応開始剤、その他
	セルフエッチングボンド （デュアルキュア） （コア材：ユニフィルコア）	ジーシー		ボンドA液：蒸留水、エタノール、4-MET、メタクリル酸エステル ボンドB液：エタノール、重合促進剤
	エステリンクボンド （デュアルキュア） （コア材：エステコア）	トクヤマデンタル		ボンドA液：アセトン、リン酸モノマー、Bis-GMA、TEGDMA、HEMA、その他 ボンドB液：アセトン、イソプロパノール、水、ボレート系触媒、過酸化物、その他

【各接着システムの象牙質への接着性評価】

　各接着システムの象牙質への接着性を引っ張り試験において評価した研究によると、象牙質に対して最も接着性が高かったのは3ステップエッチアンドリンスアドヒーシブ、次は2ステップセルフエッチングアドヒーシブ、次いで2ステップエッチアンドリンスアドヒーシブで、最も接着性が低かったのは1ステップセルフエッチングアドヒーシブという結果が報告されている。

　1ステップセルフエッチングアドヒーシブは1回の操作でエッチング、プライミング、ボンディングを同時に行うため、それぞれのモノマー成分が機能を発揮するために十分な時間が必要である。また、有機溶媒や水分が十分に除去できない場合にボンディング内部に気泡が生じ、接着性の低下を引き起こすリスクが高い。また、2ステップエッチアンドリンスアドヒーシブはエッチング後に水洗し、象牙質表面を完全に乾燥させず湿潤させたままボンディングを塗布する方法であるため、非常にテクニックセンシティブである。

　根管象牙質はただでさえ接着に不利であるため、現時点では各接着処理を1つずつ確実に行い、象牙質接着への信頼性の高い3ステップエッチアンドリンスアドヒーシブを選択することが望ましいといえる[76]。

③根管象牙質に適したレジン材料

根管に光重合レジンを使用する場合、光照射が不十分となる可能性があるため、デュアルキュアのレジン材料が適している。デュアルキュアやセルフキュアのレジンは、光重合タイプのレジンと比べて重合収縮が少ないことがメリットで、Cファクターが大きい根管象牙質においてコントラクションギャップ形成を少しでも緩和する効果がある。

しかし、その一方で化学重合基をもつレジンは光重合型レジンに比べて硬化に時間がかかるため、その間に象牙質から水分が滲出する可能性も指摘されており、化学重合基をもつレジンの接着にセルフエッチングアドヒーシブを使用すると、それらに含まれる親水性モノマーを通じて象牙質から滲出した水分が拡散し、その結果、象牙質とレジンの界面の接着強さを低下させるという報告がある[77]。

3ステップエッチアンドリンスアドヒーシブ、2ステップと1ステップセルフエッチングアドヒーシブでそれぞれ接着処理を行い、その後レジンを重合させて象牙質からの水分の滲出量を観察した実験の結果、3ステップエッチアンドリンスアドヒーシブが最も水分の滲出量が少なく、1ステップセルフエッチングアドヒーシブが最も水分の滲出量が多かった。この報告からも、根管象牙質の接着処理としてはエッチング後に水洗乾燥し、プライミング、ボンディングを3ステップで行うことで、より安定した樹脂含浸層を形成し、水分の拡散を防ぐことが重要である[80]。

④接着阻害因子

●次亜塩素酸ナトリウム（ヒポクロ）

次亜塩素酸ナトリウムはその抗菌性と有機質溶解作用から根管洗浄液として使用されるが、強い酸化剤であるため、象牙質表層に酸素が豊富な層が形成される。酸素はレジンの重合を阻害する性質があるため、結果的に次亜塩素酸ナトリウムが残留すると、レジンと象牙質の界面の接着強さが低下する可能性がある[79〜81]。

この問題を解決するには、アスコルビン酸やアスコルビン酸ナトリウムを次亜塩素酸ナトリウムの還元剤として使用するとよい。実際のアスコルビン酸は非常に取り扱いが難しいため、アスコルビン酸と同程度の酸化還元作用があるスルフォン酸塩が、次亜塩素酸ナトリウムの接着阻害作用を化学的にキャンセルするための薬剤として販売されている（図7）。

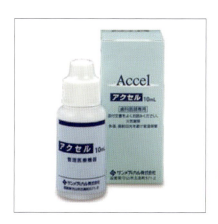

図7
次亜塩素酸ナトリウムの還元剤。
（写真はアクセル、サンメディカル）

● ユージノール

　ユージノール系シーラーは根管充填時に広く使用されるが、ユージノールはレジンの重合阻害を起こすこともよく知られている。しかしながら、接着処理を行う前にアルコールを浸した線球などで拭ったり、マイクロエッチャーでサンドブラスト処理をすることで象牙質に残存したシーラーをしっかり除去し、エッチアンドリンスアドヒーシブシステムによりエッチング後にきちんと水洗することでユージノール成分を除去することができる (図8)[82, 83]。

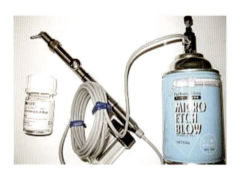

図8
根管充填後にサンドブラスト処理を行うことで根管壁に残っている余剰シーラーを完全に除去する。
(写真はマイクロエッチャーⅡA、モリムラ)

● 水酸化カルシウム

　貼薬した水酸化カルシウムは接着に対する障害となるため、EDTAやクエン酸による洗浄が水酸化カルシウム除去に有効である。また、水酸化カルシウム貼薬材として除去が容易な形状のものを使用することもポイントである (図9)[84]。

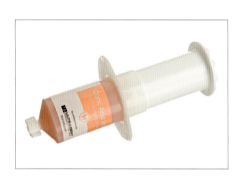

図9
根管内に残余した水酸化カルシウムの溶解材。
(写真はクエン酸20％、ウルトラデントジャパン)

● 残余水分

　根管象牙質に接着処理を行ううえで問題となるのが、残存した水分である。エッチング材を洗い流した後の残存水分や、プライマーやボンディング材に含まれるアセトンやアルコールなどの揮発性キャリアーの残存は、接着強さを低下させる可能性がある。

　狭い根管内の余分な水分を吸い取るためには、マイクロサクションやペーパーポイントを使用したり、スリーウェイシリンジの先を細いものに付け替えるなどして、できるだけ根管内の残存水分を除去することがポイントとなる (図10、11)。

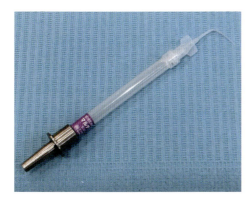
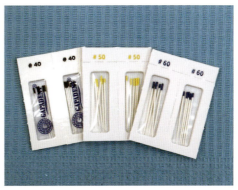

図10、11 根管内に挿入可能なマイクロサクションと滅菌ペーパーポイント
根管内の残余水分、プライマーやボンディング材などの余剰材料を除去するために使用する。

⑤ MMPs（マトリックス金属タンパク分解酵素）の抑制

　樹脂含浸層のコラーゲン破壊を起こし、接着強さを低下させるMMPsの抑制剤としてCHXが有効という報告がある。

　Heblingらは、CHX処理のあるなしでMMPsによる象牙質コラーゲンの破壊の有無について、生えかわる寸前の乳臼歯にコンポジットレジン修復を行って実験を行った。

　CHX処理なしのコントロール歯は樹脂含浸層コラーゲンの破壊がみられたが、CHX処理を行ったグループは良好な樹脂含浸層が観察され、コラーゲンの破壊がほとんどみられなかった。CHXはMMPs阻害剤として作用し、象牙質とレジンの良好な接着を維持することで漏洩を防ぐといえる。

　また、MMPsの出現を抑えるために象牙質の過度な脱灰を防ぎ、良好な樹脂含浸層をしっかりと形成して未反応コラーゲン層をできるだけ少なくすることも重要である[85]。

（3）実際の築造時接着手順

①象牙質残余シーラーをマイクロエッチャー、アルコールなどによりに除去後水洗、乾燥（図12-A、B）。
②ファイバーポストと同じ径のドリルを根管に試適し、使用するポストを選択。
③アスコルビン酸などの還元剤を使用し、次亜塩素酸ナトリウムの接着阻害を改善。
④3ステップエッチアンドリンスアドヒーシブによる歯面処理。
　a）象牙質のエッチング後水洗しマイクロサクションとペーパーポイントで乾燥。
　b）プライマーはマイクロブラシなどを使用して塗布し乾燥（図13）。
　c）ボンディング塗布後にエアーブローし、ガッタパーチャ上に溜まった余剰分をマイクロサクションやペーパーポイントで吸い取る（図14-A、B）。
⑤気泡が入らないようにコア材料をガッタパーチャ切断面に填入し、ファイバーポストをガッタパーチャの切断面に接するように挿入して光照射。
⑥気泡が入らないように少量ずつレジンを積層、光照射してコア築造。
⑦コア築造後、ファイバーポストの断端がレジン材料から出ている場合は、レジン材料で覆う。

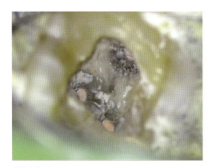

図12-A
根管充塡後根管壁に残余シーラーが付着している。

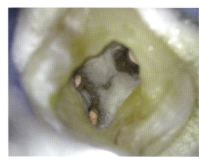

図12-B
マイクロエッチャーやアルコール綿球などシーラーを完全に除去する。

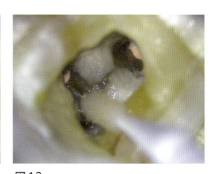

図13
プライマーやボンディング材は、マイクロブラシを使用してしっかり塗布する。

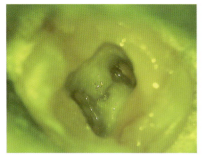

図14-A
ボンディング材が根管口のガッターパーチャ上にうっすら溜まっている。

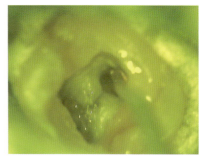

図14-B
余剰なボンディング材はマイクロサクションやペーパーポイントで吸い取る。

■ 築造時の接着性を高め、漏洩を防ぐポイント
- 残余シーラーや水酸化カルシウム、水硬性セメントをしっかり根管壁から取り除く。
- マイルドなエッチング剤を用いた3ステップエッチアンドリンスアドヒーシブの各処理を確実に行う。
- コアマテリアルとガッタパーチャの間に気泡が入らないように、ガッタパーチャの切断面に溜まったプライミング材やボンディング材をきちんと除去してから充塡する。
- ファイバーポスト挿入時は、ポストの先端がガッタパーチャ切断面に接するように設置する。
- ファイバーポスト長さは、支台形成を考慮したうえで切断面が露出しないようにレジン材料で覆う。

■ 破折や漏洩を防ぐ支台築造と接着についてのまとめ
　根管治療後の支台築造とそれに伴う接着処理を効果的に行うことにより、根管内への細菌感染や根破折のリスクを減少させることができる。残存歯質量が少ない場合は破折のリスクがより高まるため、ポストやコア材料は重篤な破折に至る可能性が低い材料を選択しなければならない。
　現時点で、漏洩や根破折リスクが少なく、咬合力に耐えうる剛性を持ち合わせている支台築造材料として、コア材料においてはコンポジットレジン、ポスト材料としてはファイバーポストが推奨されるだろう。

また、接着システムにおいては、接着阻害因子を取り除いたうえで根管象牙質に最も効果的なマイルドなエッチング材を使用した3ステップエッチアンドリンスシステムを使用し、確実な接着を得ることが重要となる。
　しかしながら、長期的な接着性の維持においては課題も多く、今後のさらなる研究や長期的な臨床データによる評価が必要である。

チェックポイント 05　補綴物の形態　　尾上 正治　大森 さゆり

1）根管治療後の予防的な修復処置

（1）根管治療歯の抜歯理由

　前項で根管治療歯の予後についてNgら[86]やRayら[87]の予後調査を例にとり、歯冠修復の質が根管治療の予後に大きく影響を及ぼすこと、Vire[88]の調査を例に挙げ、根管治療歯の抜歯理由は補綴学的理由、いわゆる歯冠破折、歯根破折が主な理由であったことを記した。

　前項（P.16）で述べたように根管治療処置で歯は脆くならないが、根管治療歯は術前に存在したう蝕や修復処置などにより、すでに歯冠部歯質が崩壊している場合がほとんどであり、失われた歯の構造のため破折のリスクは高くなる。根管治療歯の長期的な成功のためには破折予防が重要であり、根管治療後には破折への予防的な修復処置が必要となる。

（2）根管治療の修復形態

　では、根管治療歯の長期予後のため、抜歯を避けるにはどのような配慮が必要であろうか？　本項では破折予防という観点から根管治療後の修復処置について述べる。

　Salehrabiら[89]の保険会社が所有する非常に大きなデータを利用した疫学調査を例に挙げると、根管治療歯（再治療を除く）の予後8年の経過の中で2回目の治療介入（再治療、外科、抜歯）が必要であった歯のうち、抜歯になったものの85％にクラウンが装着されていなかった。同じくAquilinoら[90]は、203本の根管治療歯10年の後ろ向き調査でクラウンが装着されているものと、装着されていないものの生存率は各々89％、62％であり、クラウンの装着されているものに比べて、いないものは6倍損失のリスクがあったと報告している。

　これらの調査は、根管治療後の修復法の違い、いい換えると咬頭被覆冠が装着されているか否かが、根管治療歯の予後に影響を与えることを示唆している。

　しかし、臨床で根管治療後のすべての歯に被覆冠の装着が必要であろうか？

①歯種別修復形態
＜前歯部＞

　前述のSalehrabiら[89]の調査で根管治療歯の生存率はクラウンの有無で有意差があったが、歯種別にみるとクラウンの装着されているものに対して、装着されていないものの抜歯数は前歯4.8倍、小臼歯は5.8倍、大臼歯で6.2倍となり、前歯の抜歯数はクラウンの有無で差があるものの、臼歯部と比較すると若干少ない。

　Sorensenら[91]は、根管治療歯においてポストや修復物が予後に影響するかを調査するために、9人の歯科医師から集めた根管治療後1〜25年の1,273歯の患者

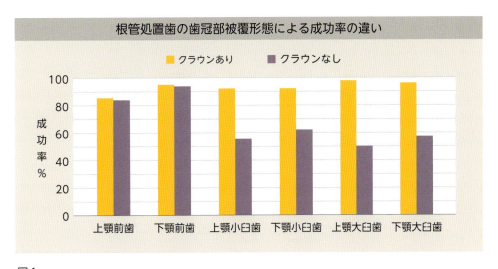

図1
Sorensenら[91]は、根管治療歯の修復形態の違いが成功率(破折や脱離)に影響するかを歯種別に調べた。その結果、前歯部ではクラウンの有無は成功率に影響しないが、臼歯部では大きな差があるといえる。

記録から、歯冠・歯根破折や穿孔などが生じた場合を失敗とし、歯種別に成功率を比較した。その結果、被覆冠の有無で歯種によって成功率に違いがあることがわかった。結果から前歯部ではクラウンの有無は成功率に影響しないが、臼歯部では大きな差があるといえる(図1)。

いい換えると、前歯は充填処置でもよく、臼歯部は被覆冠がよいと考えられる。Tropeら[92]の *in vitro* の実験でも、前歯根管治療歯は充填処置でも十分な強度が得られることが示唆されている。

また、前歯根管治療歯は臨床においても、歯質の崩壊が著しい歯や形態変更、審美的要求がないかぎり、アクセスホールを充填するのみで、長期に口腔内に維持されている場合がほとんどではないであろうか。

＜小臼歯＞

前歯と大臼歯の中間にある小臼歯の根管治療後の修復形態は、充填と被覆冠のどちらが推奨されるであろうか？

日本歯科保存学会が2015年に編纂した『う蝕治療ガイドライン(第2版)』において、3つの論文が例に挙げられ、根管治療後の臼歯のコンポジットレジン修復について以下のようなガイドラインが示された。

『小臼歯において歯質が比較的多く残った根管治療歯に対するコンポジットレジン修復は有効である。根管治療後、咬頭が保存された臼歯咬合面の窩洞(1級窩洞・4壁残存)や臼歯隣接面窩洞(2級窩洞・3壁残存)に対するコンポジットレジン修復は、歯質保存的で審美的な修復法として推奨される。』(図2)

上記のガイドラインにおいて、歯内療法の観点から破折や漏洩リスクについて考察する。

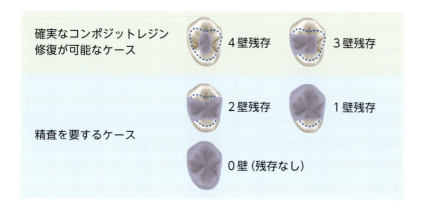

図2
『う蝕治療ガイドライン(第2版)』より、図最上段、根管治療後、咬頭が保存された臼歯咬合面の窩洞(1級窩洞・4壁残存)や臼歯隣接面窩洞(2級窩洞・3壁残存)に対するコンポジットレジン修復は、歯質保存的で審美的な修復法として推奨している。

＜う蝕治療ガイドラインでエビデンスとして採用された論文の概要＞

考察 1

Mannocci, Francesco, et al.: "Three-year clinical comparison of survival of endodontically treated teeth restored with either full cast coverage or with direct composite restoration." The Journal of prosthetic dentistry 88.3, 2002; 297-301.

Mannocciらは、根管治療後の咬頭が保存された小臼歯2級窩洞(117歯)に対して、ファイバーポストとコンポジットレジンで修復したものと陶材焼付鋳造冠で修復した歯の3年後の臨床成績をランダム化比較試験にて評価した。

コンポジットレジン修復歯は、3ステップのエッチアンドリンスアドヒーシブシステムで処理後、ファイバーポストとコア用レジンで築造、その後コンポジットレジンにより積層充填された。

陶材焼付鋳造冠は、同手順でコンポジットレジン修復された歯を支台歯形成しリン酸亜鉛セメントで合着された。

3年後評価基準：歯根やポスト破折、ポスト脱離、臨床的あるいはX線的に二次う蝕やマージン部の隙間などがみられた場合を失敗とした。

結果：修復方法による臨床成績に統計学的相違はなく、3年後までは歯根破折などの回復不可能な重篤な失敗はなかったという報告であった。

考察ポイント：
ファイバーポスト・コンポジットレジン修復の3年予後では、陶材焼付鋳造冠と比較して有意差はみられなかったと報告されたが、長期予後においてコンポジットレジンの接着性、物性の低下などが生じる可能性が示唆される。

考察 2

Mannocci F, et al.: "Randomized clinical comparison of endodontically treated teeth restored with amalgam or with fiber posts and resin composite: five-year results. "Oper Dent 30.1, 2005; 9-15.

Mannocciらは、根管治療後の咬頭が保存された小臼歯（219歯）に対して、アマルガム修復またはファイバーポストとコンポジットレジンで修復し、その臨床成績をランダム化比較試験において1、3、5年後に評価した。

アマルガム修復歯：根管充塡から1週間後に深さ4mmの窩洞を形成しアマルガム充塡。

コンポジットレジン修復歯：深さ7mmのポスト孔形成後、3ステップエッチアンドリンスアドヒーシブシステムで処理したのちにファイバーポストを接着性レジンセメントにて接着させ、光重合型コンポジットレジンを積層充塡。

評価基準：根やポスト破折、ポスト脱離、臨床的あるいはX線的に二次う蝕、マージン部の隙間がみられた場合を失敗とした。

結果：修復物による1年後と3年後の臨床成績における差はなかったが、5年後にはアマルガム修復歯においてコンポジットレジンよりも多くの歯根破折がみられたのに対し、コンポジットレジン修復歯でより多くのう蝕がみられた。アマルガム修復歯の5年生存率は91.3%に対し、コンポジットレジン修復歯は90%であった。

考察ポイント：

研究結果よりコンポジットレジン修復歯の5年生存率は90%であったと報告されたが、コンポジットレジン修復歯ではアマルガム修復歯と比較して多くのう蝕がみられたことから、経年的なコンポジットレジンの物性や接着性の低下が原因で二次う蝕が生じた可能性が高い。このことから、コンポジットレジンによる修復は経年的に漏洩のリスクが高まることが示唆される。

考察 3

Adolphi G, et al.: "Direct resin composite restorations in vital versus root-filled posterior teeth: a controlled comparative long-term follow-up." Operative dentistry 32.5, 2007; 437-442.

Adolphiらは、生活歯と既根管治療歯に対してコンポジットレジン修復を行い、6〜8年後の臨床成績を非ランダム化比較試験において評価した。

試験歯：44本の小臼歯（1咬頭欠損まで）と大臼歯（2咬頭欠損まで）において、根管治療後ポストなしで光硬化型グラスアイオノマーセメントにて築造後、3ステップエッチアンドリンスアドヒーシブシステム処理を行って2級窩洞を形成し、コンポジットレジンで修復した。

コントロール歯：試験歯と同一口腔内の同じサイズの2級窩洞をもつ生活歯において、3ステップエッチアンドリンスアドヒーシブシステム処理後に光重合型

コンポジットレジン修復を行った。

評価基準：6〜8年後にModified USPHS (United States Public Health Service) クライテリア（辺縁着色、辺縁適合性、修復物の破折、歯の破折を評価する）を使用し、それぞれの項目に対してスコアをつけた。

結果：根管治療歯において、歯冠・歯根破折の生じた数は生活歯の10倍であった。また、生存率は生活歯が93.2%であるのに対して、根管治療歯が86.4%、修復物の修正が必要であった歯数は根管治療歯で生活歯の1.6倍であり、抜歯に至った歯数は根管治療歯で生活歯の2倍であった。

結論：既根管治療歯に対するコンポジットレジン修復では修復物の修正の頻度が生活歯に比べて多いものの、違いはわずかであるとしている。

考察ポイント：
コンポジットレジン修復された生活歯と根管治療歯の6〜8年予後は、歯冠・歯根破折において根管治療歯が生活歯に比べて10倍高く、抜歯に至った歯数は生活歯の2倍であったことから、根管治療歯におけるコンポジットレジン修復は長期的に破折リスク面で不安が残る。

　これらの3文献（1つは大臼歯も含む）から、根管治療小臼歯の2級コンポジットレジン修復は、短期予後では問題は生じにくいが、長期予後において破折やコンポジットレジンの物性や接着性の低下に伴う漏洩が生じやすいことが示唆される。

　また、ガイドラインに挙げられているMannocciらの2つの調査ではどちらも被験歯にファイバーポストが使用されているが、1つ目の文献では一方のグループのみにファイバーポストが使用されているため純粋に充填処置歯と咬頭被覆歯の比較になっておらず、2つ目の文献でも一方のグループのみファイバーポストが使用され、また充填材料がグループ間で違うため充填材料の比較にも、ファイバーポスト、充填処置の有効性も示していない。

　3つ目の文献は充填処置を施された生活歯と根管治療歯の生存率を調べたものである。

　以上、小臼歯根管治療歯の2級窩洞において充填処置が破折に対して有効となる根拠を示していない。

＜根管治療小臼歯の2級コンポジットレジン修復の問題点＞
　前述のSorensenらの予後調査において（P.76）、上顎小臼歯において咬頭被覆された歯の成功率が93.9%であったのに対し、咬頭被覆されていない歯では56.0%であった。根管治療小臼歯においても修復の違いが大きく予後に影響を及ぼすことが示唆される。

　また、Reehらも前項で紹介したように（P.17）、根管治療と修復処置が歯の剛性に与える影響について、抜歯した42本の上顎第2小臼歯を以下の2グループに分け、荷重をかけて剛性の変化を調査した。

結果：未処置歯の咬頭の剛性を100％とすると、根管治療と窩洞形成のどちらを先に行っても、根管治療後の剛性は5％しか低下しなかった。

咬頭の剛性は2級窩洞形成で20％、2級窩洞形成で46％、MOD窩洞形成で63％の減弱がみられ、辺縁隆線の喪失が歯の剛性の低下に影響を及ぼすことが示された。

う蝕治療ガイドラインにおいて、根管治療後の修復として辺縁隆線が1つ残存するタイプの2級窩洞にコンポジットレジン充填が推奨されているが、未処置歯と比較して46％も歯の剛性が低下している状態であることを考慮すると、コンポジットレジン充填のみで長期的に破折リスクを回避できるとはいいがたい。

以下、小臼歯の充填処置（間接法での修復も含む）と、コントロール、咬頭被覆での修復を比較した実験を紹介する。

Soaresら[93)]の *in vitro* の実験では、MOD窩洞形成した上顎小臼歯に根管形成を施し、窩洞をアマルガム、コンポジットレジン充填、間接法コンポジットレジンインレー、エンプレスインレーで修復したものに荷重をかけて、破折抵抗性を調べた。

その結果、充填と間接法インレー修復では、コントロール（根管治療、窩洞形成なし）を超える破折抵抗性を示さなかった。

Xieら[94)]は100本の抜去上顎小臼歯を使用し、いくつかの窩洞形成パターングループに対して根管治療を行い、直接法にてコンポジットレジンで修復した。その後、歯軸に平行に荷重をかけて破折抵抗値を測定した。

窩洞のパターンは以下のとおり(図3)。
グループ1：コントロール、根管治療も窩洞形成も行わない
グループ2：MO窩洞形成
グループ3：MO窩洞に口蓋咬頭を2mm削除（口蓋咬頭のみ被覆）
グループ4：MO窩洞に遠心辺縁隆線を含む頬側、口蓋側の咬頭を2mm削除
　　　　　（いわゆる咬頭被覆）
グループ5：MO窩洞頬側、口蓋側の咬頭を2mm削除するが、遠心の辺縁隆線は
　　　　　保存（改良型咬頭被覆）

結果：破折抵抗値においてグループ1、4、5はグループ2、3により有意に高かった。

この実験から2級窩洞に対する充填処置では、コントロール同等の強度は得られず、咬頭の被覆により強度はコントロール同等になった。

以上、破折の予防という点から、小臼歯は充填処置もしくは内側性の窩洞修復より咬頭被覆が推奨される。

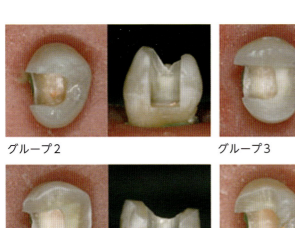

グループ2　　　　　　　　　グループ3

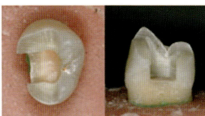

グループ4　　　　　　　　　グループ5

図3　小臼歯根管充塡の直接法レジン修復における咬頭被覆の有無による破折抵抗の比較
抜去上顎小臼歯を使用し、いくつかの窩洞形成パターングループに対して根管治療を行い、その後直接法にてコンポジットレジンで修復した。
左上→右上→左下→右下：グループ2〜5　コントロール、根管治療、窩洞形成なし。
破折抵抗値においてグループ1、4、5は、グループ2、3により有意に高かった。
（文献94より引用）

<大臼歯>

Nagasiriら[95]の咬頭被覆がされていない既根管治療大臼歯（アクセスはコンポジット、アマルガム、強化型ユージノールセメントによって充塡されている）の生存率を調べた報告では、1、2、5年で各々96%、88%、36%と経年的に低くなり、また歯冠部歯質が少なくなるほど生存率が低くなる。

Hansen（図4）[96]らのアマルガム充塡された臼歯部根管治療歯の生存率調査の結果でも臼歯部では修復の範囲が広くなると、いい換えれば両側の辺縁隆線を失うと生存率は著しく低くなる。大臼歯は比較的小臼歯に比べて歯冠部歯質の多いものの、やはり両側辺縁隆線を失うと20年で生存率は40%に低下する。

Linnら（図5、6）[97]が根管治療後の大臼歯において修復法の違いによる咬頭の剛性を評価した研究では、辺縁隆線の喪失はすべての咬頭の剛性を低下させ、修復物の形態が咬頭被覆した場合のみに辺縁隆線消失前の咬頭の剛性を上回ったが、充塡による修復では辺縁隆線消失前の咬頭の剛性を回復することができなかったと報告された。

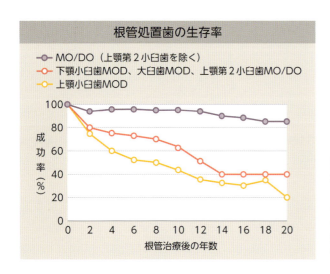

図4
Hansen[96]らは、臨床でのアマルガム充塡された臼歯部根管治療歯の生存率を調査した。結果、修復の範囲が広くなると、いい換えれば両側の辺縁隆線を失うと、充塡処置では生存率が著しく低くなる。

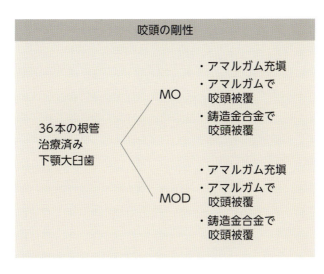

図5、6　Linn[97]修復法による咬頭の剛性の違い
上：下顎大臼歯をMO形成グループ、MOD形成グループに分けた。
下：アマルガムで充填のみしたもの、辺縁隆線を形成した側の咬頭をアマルガムで被覆したもの、同じく鋳造金合金で行ったものの咬頭に負荷をかけ、剛性（咬頭のたわみ）を計測した。
数値は根管充塡のみしたものの咬頭の剛性を100%として比較したもの。赤字は咬頭被覆された形成面。赤字の被覆された面の咬頭の剛性は100%を超えている。つまり、強度が上がっている。

修復法 \ 形成窩洞	MO 形成		MOD 形成	
形成のみ充填なし	M 81%	D 95%	M 60%	D 61%
アマルガム充填	M 85%	D 97%	M 82%	D 80%
アマルガム咬頭被覆	M 125%	D 84%	M 175%	D 102%
ゴールドアンレー	M 153%	D 100%	M 125%	D 129%

　以上のことから破折予防という点で根管治療大臼歯も咬頭被覆が推奨される。

＜既根管治療歯のCAD/CAMセラミックインレー修復＞
　直接充填用コンポジットレジンに比べ、機械的強度が高いとされるCAD/CAMセラミックインレーやレジンインレーを根管治療小臼歯の2級窩洞に用いることで、破折や漏洩を優位に防ぐことができるのであろうか。

　45本のう蝕のない抜歯された上顎第1、第2小臼歯を以下の3グループにランダムに分け、すべての歯がサーマサイクル（5℃と55℃の水中に繰り返し浸漬）に1,445回かけられた[98]。
　その後、咬頭に負荷をかけて破砕に至るまでの力を測定し、その破折様式を評価した。
【グループ】
ENDOグループ：根管治療後、根管充塡を行いCEJから1 mm下部でガッタパーチャを切断し、コンポジットレジンで充塡。その後MOD窩洞形成し、CAD/CAMセラミックインレーを3ステップエッチアンドリンスアドヒーシブシステムで接着した。
CERグループ：MOD窩洞形成後、CAD/CAMセラミックインレーを3ステップエッチアンドリンスアドヒーシブシステムで接着。
CRTグループ：何も処置していない天然歯。

【破折様式】
Type Ⅰ：口蓋咬頭のCEJを越さないエナメル質に限局した破折。
Type Ⅱ：口蓋咬頭のCEJを越して根管充填材や歯髄が露出するほどの重度な破折。
Type Ⅲ：破折線が歯の中央部分からCEJを越すように生じた重度な破折。

結果：3つのグループにおいて破折抵抗性に有意差はなかったが、ENDOグループに破折様式TypeⅡやTypeⅢの重度の破折が際立って多くみられた。CAD/CAMセラミックインレー修復は、既根管治療歯において破折抵抗性を増強しない。

これまでのことから、破折や漏洩に対する予防や長期的予後を加味すると、臼歯部の既根管治療歯においては、原則として咬頭被覆タイプの修復が望ましいといえるだろう。

＜では、なぜ臼歯部の場合、充填では破折の予防はできないのだろうか？＞
　2級窩洞において、辺縁隆線を失った咬頭は構造上、カンチレバー梁(図7)のようになっていると考えることができる。たとえるとプールの飛び込み板のようなものである。この咬頭の基底部より高さが2倍になると荷重に対してのたわみは8倍になる。また、咬頭が機能的荷重の下で歪むとき、高い応力が窩洞の内部の線角において誘発される、このことがマイクロクラックを生じ、最終的には咬頭の疲労破折につながると考えられている[99]。
　この咬頭破折は2級の修復物の存在や進行したう蝕による辺縁隆線の脆弱化と関連するといわれている[100, 101]。
　また、窩洞の幅や深さ[102, 103]、形成面[104]［1級より2級、2級2面形成(MO、OD)より3面形成(MOD)］が増えると破折抵抗性は低くなり、さらに残存する辺縁隆線の幅の減少にともない破折抵抗性は低くなる[105]。
　Mondelliら[106]は、以下のように述べている。
　臼歯のもつ咬頭と窩による解剖学形態は、ストレス下において咬頭をたわませる設計になっている(図8)。健全歯において咀嚼による荷重で破折を起こすことはまれであるが、う蝕や修復のための窩洞形成によって弱くなった歯において咬頭破折は起こるかもしれない。上顎小臼歯において、典型的な内側性窩洞によって咬頭の高さは誇張され、弱くなり支持のない咬頭は荷重によりたわむ、もしくは破折を生じる。また、破折が生じなくても弱くなった咬頭のたわみは充填物と窩壁の界面にギャップを生じ、漏洩の原因となる。

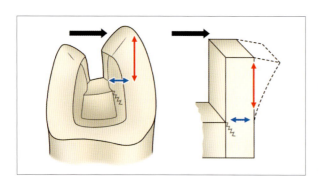

図7　2級窩洞における咬頭のたわみ[107]

咬頭の高さ(赤→)、咬頭の幅(青→)とすると、この咬頭の基底部(幅)より高さが2倍になると荷重に対しての咬頭のたわみは8倍になる。

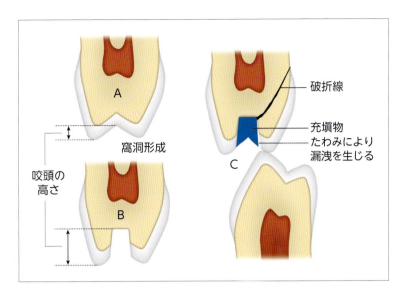

図8 上顎小臼歯の強度における窩洞形成と修復の影響

A→B：咬頭の高さは窩洞形成により高くなる。C：内側性の修復では咬頭のたわみにより、破折や漏洩を招く可能性がある。

このようにたわみが増し、弱くなった咬頭を充塡処置により内側からは補強できない（図3、7、8）[93,94]。

そのため臼歯部では咬頭のたわみを防ぐため、本来の咬頭の高さを減らし、その周囲から抱え込むような修復形態が必要である。いわゆる咬頭被覆冠である[94,97]。

Reehら（P.17）の報告に反してPanitvisaiら[108]のin vitroの実験では、アクセス時の象牙質削除量が増えればやはり根管治療後に咬頭のたわみが増えることを報告し、とくに機能咬頭ではなく非機能咬頭のたわみが増えるため、機能咬頭だけではなく非機能咬頭を含め被覆することを勧めている。

Cavelら[104]は、生活歯のin vivoの調査でも臼歯部において上顎、下顎ともに咬頭破折は非機能咬頭に多いことを報告し、Hansenら[96]の根管治療歯にアマルガム充塡を行った歯の予後調査でも同様の報告がされている。

in vitroの実験では、臼歯部において充塡でも十分な強度を得られているという報告もある。たとえば、上顎小臼歯で計測した通常の咬合力は100〜300Nといわれるが、Shahrbafら[105]の実験ではMOD窩洞にレジン充塡したものの、破折抵抗性は489Nと通常の咀嚼力に耐えうるものであった。

臨床で臼歯部における充塡でも長期に口腔内で維持されているものもある。Albertら[109]は、下顎第1小臼歯においては舌側咬頭が劣成長して歯冠部形態が犬歯に近いため、頰側咬頭のみに咬合力がかかることから前歯に準じた修復でもよいとしている。しかしin vitroの実験は、必ずしも口腔内で歯にかかる負荷の状態を再現しているものとはいいがたい。たとえば、クレンチング時の咬合力は520〜800Nといわれ、弱くなった歯（たわみやすくなった咬頭）にクレンチングなどの負荷が長期にかかれば、取り返しのつかない失敗につながることは予想がつく。

その他、臼歯部に多くみられるクラックシンドロームの発生率をCameron[110]は、顎運動が「3級挺子」効果の原則に基づくため、顎関節いわゆる支点により近い対象物（大臼歯）に負荷がかかることと関連づけている。

また、臼歯部は咬筋の直下にあるため力への配慮は重要である。

（3）接着は有効か―接着が発達したいま、臼歯部は充填でよいのか？

①破折に対して

　根管治療歯の修復というトピックにおいて、調査報告にはまだまだアマルガム充填や金属のインレーの報告がレヴューで多く挙げられる。Hansenら[111]のレジン充填の報告では、標本数が以前のアマルガム充填の予後調査と比べ少ないものの生存率は10年で71～78％と報告されている。以前のアマルガム充填の生存率と比べ、窩洞のデザインや歯種で生存率にも変化がみられなくなった(図9)。

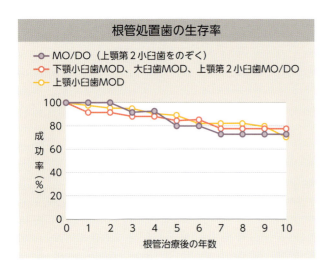

図9
Hansenら[112]のレジン充填の調査では以前のアマルガム充填の予後調査と比べ標本数、観察年数も少ないものの生存率は10年で71～78％と報告している。以前のアマルガム充填の生存率と比べ窩洞のデザインや歯種で生存率にも変化がみられなくなった。

　近年接着技術、材料は進歩している。保存学会のガイドラインでは、小臼歯2級窩洞根管治療歯の修復形態において充填が破折予防という点で推奨できることは証明されなかったが、接着技術を応用することは破折や漏洩を予防するということで有効なのであろうか？

　Nagasiriら[95]の咬頭被覆がされていない根管治療大臼歯（アクセスはコンポジット、アマルガム、強化型ユージノールセメントによって充填されている）の生存率を調べた報告では、2年後で各々90％、77％、60％と接着を使用しているグループの生存率は有意に高かった。

　Soaresら[93]の*in vitro*の実験ではMOD窩洞形成した上顎小臼歯に根管形成を施し、窩洞をアマルガム、コンポジットレジン充填、間接法コンポジットレジンインレー、エンプレスインレーで修復したものに荷重をかけ、破折抵抗性を調べた。結果、接着を応用したグループは応用しないものに比べて有意に破折抵抗性は高かった。

　1976年にDenehyら[112]が歯質の補強のために接着を推奨したように、修復法の違いによってはインタクトな歯の強度は超えないものの、破折を予防するという点では接着の応用は有利に働くようである。

②漏洩の可能性

　根管治療後の修復物は、根管治療予後に大きく影響する漏洩を長期間防ぎ、なおかつ厳しい口腔内環境で機能することが重要な要件であるが、長期的なコンポジットレジン修復の漏洩に対する評価はどうであろうか。

　臼歯部コンポジットレジン修復の失敗におけるシステマティックレビュー[113]によると、コンポジットレジン修復後１～17年間で二次う蝕、修復物の破折、修復物と歯質のマージン不適合などの失敗が生じた割合は０～45％で、観察期間が長くなればなるほど失敗率が高くなる傾向にあったと報告された。また、失敗理由は０～５年までは修復物の破折が多かったが、６～17年では二次う蝕が主な理由であった。

　以上から、コンポジットレジン修復は経年的に漏洩に伴う二次う蝕が増加し、それに伴い失敗率も上がることが示唆される。

　それでは、実際の口腔内環境ではコンポジットレジン修復の象牙質への接着性は、どのくらいで減少してしまうのだろうか。

　Hashimotoら[114]が、１～３年間口腔内で機能した２級窩洞コンポジットレジン修復の接着強さを、微小引っ張り接着試験により評価した。
試験歯：22本のう蝕罹患乳歯
　う蝕除去後３ステップエッチアンドリンスアドヒーシブシステムにて処理し、光重合型コンポジットレジン充塡を行った。11本は１～２年後、残り11本は２～３年後に永久歯の萌出とともに抜歯され、接着強さを評価。
コントロール歯：13本のう蝕罹患のない抜去乳臼歯
　矯正のために抜歯し、２級窩洞形成後３ステップエッチアンドリンスアドヒーシブシステム処理後に光重合型コンポジットレジンを充塡し、24時間水中保管し接着強さを評価。
結果：引っ張り接着強さはコントロールが最も高く、ついで１～２年後の試験歯がコントロールの1/2の接着強さ、２～３年後の試験歯がコントロールの1/3の接着強さであった。

　また、歯質との接着界面だけではなく、コンポジットレジンそのものも水中で経年劣化することが報告された。

　180日間60℃の水に重合したコンポジットレジンを浸漬し、原子吸収分光法によってコンポジットレジンに含まれるフィラー成分の析出を観察した研究によると、時間の経過とともにコンポジットレジンのフィラー成分の溶解が認められ、コンポジットレジン中のフィラーとマトリックスレジン界面で微細なひびが生じることが報告された[115]。

　実際の口腔内では、さまざまなパターンの咀嚼運動に伴う咬合力がコンポジットレジンの物性の低下を促進し、人工的な実験で得られた結果より大きな影響を及ぼすことが想定される。

まとめ
- 臼歯部では、根管治療後の修復形態は咬頭被覆冠が推奨される。
- 前歯部は、歯冠部歯質の残存量が十分であれば充塡でもよい。
- 漏洩に対しての不安は残るものの、接着の応用は破折の予防につながるかもしれない。

参考文献

1) Kishen A: Mechanisms and risk factors for fracture predilection in endodontically treated teeth. Endod Topics 2006; 13: 57-83.
2) Abbott PV: Assessing restored teeth with pulp and periapical diseases for the presence of cracks, caries and marginal breakdown. Aust Dent J, 2004; 49: 33-39.
3) Kulid JC, Peters DD: Incidence and configuration of canal systems in the mesiobuccal root of maxillary first and second molars. J Endod, 1990; 16(7): 311-317.
4) Somma F, Leoni D, Plotino G: Root canal morphology of the mesiobuccal root of maxillary first molars: A micro-computed tomographic analysis. Int Endod J, 2009; 42: 165-174.
5) Park JW, Lee JK, Choi JH, Perinpanayagam H: Three-dimensional analysis of maxillary first molar mesiobuccal root canal configuration and curvature using micro-computed tomography. Oral Surg Oral Med Oral Pathol Oral Radiol Endod, 2009; 108: 437-442.
6) Gorduysus M, Gorduysus, Friedman S: Operating microscope improves negotiation of second mesiobuccal canals in maxillary molars. J Endod, 2001; 27: 683-686.
7) Vertucci FJ: Rootcanal anatomy of the human permanent teeth. OralSurg OralMed Oral Pathol Oral Radiol Endod, 1984; 58: 589-599.
8) Manning SA. Root canal anatomy of mandibular second molars. Part II. C-shaped canals. Int Endod J, 1990; 23: 40-45.
9) Ricucci D, Langeland K: Apical limit of root canal instrumentation and obturation: Part 2. A histological study. International Endodontic Journal, 1998, 31, 394-409.
10) Wu MK, Wesselink PR, Walton RE. Apical terminus location of root canal treatment procedures. Oral Surg Oral Med Oral Pathol, 2000; 89: 99-103.
11) Grossman LI. Irrigation of root canals. J Am Dent Assoc, 1943; 30: 1915-1917.
12) Nair PRN, Sj€ogren U, Krey G, Kahnberg KE, Sundqvist G: Intraradicular bacteria and fungi in root-filled, asymptomatic human teeth with therapy-resistant periapical lesions: a long-term light and electron microscopic follow-up study. J Endod, 1990; 16: 580-588.
13) Zandbiglari T, Davids H, Scha ̈fer E: Influence of instrument taper on the resistance to fracture of endodontically treated roots. Oral Surg Oral Med Oral Pathol Oral Radiol Endod, 2006; 101: 126-131.
14) Walton RE: Histological evaluation of different methods of enlarging pulp canal space. J Endodon, 1976; 2:304-311.
15) Wu MK, Barkis D, Roris A, Wesselink PR: Prevalence and extent of long oval canals in the apical third. Oral Surg, 2000; 89(6): 739-743.
16) Nair PNR: Light and electron microscopic studies on root canal flora and periapical lesions. J Endod, 1987; 13: 29-39.
17) Molven O, Olsen I, Kerekes K: Scanning electron microscopy of bacteria in the apical part of root canals in permanent teeth with periapical lesions. Endod Dent Traumatol, 1991; 7: 226-229.
18) Byström A, Sundqvist G: Bacteriologic evaluation of the efficacy of mechanical root canal instrumentation in endodontic therapy. Scand J Dent Res, 1981 Aug; 89(4): 321-8.
19) OGUNTEBI BR: Dentine tubule infection and endodontic therapy implications. International Endodontic Journal, 1994; 27: 218-222.
20) BYSTRÖM A and SUNVQVIST G: The antibacterial action of sodium hypochlorite and EDTA in 60 cases of endodontic therapy. International Endodontic Journal, 1985; 18: 35-40.
21) Siqueira JF, Batista MM, Fraga RC: de Uzeda M. Antibacterial effects of endodontic irrigants on black-pigmented gram-negative anaerobes and facultative bacteria. JOEN. Elsevier, 1998 Jun; 24(6): 414-416.
22) The SD: The solvent action of sodium hypochlorite on fixed and unfixed necrotic tissue. Oral Surg Oral Med Oral Pathol. Elsevier, 1979; 47(6): 558-561.
23) Cvek M, Nord CE, Hollender L: Antimicrobial effect of root canal débridement in teeth with immature root. A clinical and microbiologic study. Odontol Revy, 1976; 27(1): 1-10.
24) The SD, Maltha JC, Plasschaert AJM: Reaction of guinea pig subcutaneous connective tissue following exposure to sodium hypochlorite. Oral Surg, 1980; 36: 460.
25) Sen BH, Akdeniz BG, Denizci AA: The effect of ethylenediamine-tetraacetic acid on Candida albicans. Oral Surgery, Oral Medicine, Oral Pathology, Oral Radiology, and Endodontology, 2000 Nov; 90 (5): 651-655.
26) Vale WA: Cavity preparation. Irish Dental Review, 1956; 2: 33-41.
27) Panitvisai P, Messer HH: Cuspal deflection in molars in relation to endodontic and restorative procedures. Journal of Endodontics, 1995; 21: 57-61.
28) Grigoratos D, Knowles J, Ng Y, Gulabivala K: Effect of exposing dentine to sodium hypochlorite and calcium hydroxide on its flexural strength and elastic modulus. Int Endod J, 2001; 34: 113-9.
29) Slutzky-Goldberg I, Liberman R, Heling I: The Effect of Instrumentation with Two Different File Types, Each with 2.5% NaOCl Irrigation on the Microhardness of Root Dentin. J Endod, 2002; 28: 311-312.

30) Qian W, et al.: Quantitative Analysis of the Effect of Irrigant Solution Sequences on Dentin Erosion. Journal of Endodontics, 2011; 37(10): 1437-1441

31) Van Der Sluis L. WM Versluis M, Wu MK and Wesselink PR: Passive ultrasonic irrigation of the root canal: a review of the literature. International Endodontic Journal, 2007; 40: 415-426.

32) Burleson A, Nusstein J, Reader A, Beck M: The in vivo evaluation of hand/rotary/ultrasound instrumentation in necrotic, human mandibular molars. JOEN. Elsevier; 2007 Jul; 33(7): 782-787.

33) Shuping GB, ORSTAVIK D, SIGURDSSON A, TROPE M: Reduction of intracanal bacteria using nickel-titanium rotary instrumentation and various medications. JOEN. 2000 Dec; 26(12): 751-755.

34) Filho MT, Leonardo MR, da Silva L: Effect of irrigating solution and calcium hydroxide root canal dressing on the repair of apical and periapical tissues of teeth with periapical lesion. Journal of Endodontics. 2002; 28(4): 295-299.

35) TROPE M, Bergenholtz G: Microbiological basis for endodontic treatment: can a maximal outcome be achieved in one visit? Endodontic Topics. 2002; 1(1): 40-53.

36) Andreasen JO, Farik B, Munksgaard EC: Long-term calcium hydroxide as a root canal dressing may increase the risk of root fracture. Dent Traumatol, 2002; 18:134-137.

37) Wilcox, Lisa R, et al.: The relationship of root canal enlargement to finger-spreader induced vertical root fracture. Journal of Endodontics, 1997; 23(8): 533-534.

38) Ray HA, Trope M.: Periapical status of endodontically treated teeth in relation to the technical quality of the root filling and the coronal restoration. International endodontic journal, 1995; 28(1): 12-18.

39) Tronstad, L, Asbjørnsen K., Døving L, Pedersen I, Eriksen HM: Influence of coronal restorations on the periapical health of endodontically treated teeth. Dental Traumatology, 2000; 16(5): 218-221.

40) Alves J, Walton R, Drake D: Coronal leakage: endotoxin penetration from mixed bacterial communities through obturated, post-prepared root canals. Journal of Endodontics, 1998; 24(9): 587-591.

41) Heling I, Gorfil C, Slutzky H, Kopolovic K, Zalkind M, Slutzky-Goldberg I: Endodontic failure caused by inadequate restorative procedures: review and treatment recommendations. The Journal of prosthetic dentistry, 2002; 87(6): 674-678.

42) Yücel AÇ, Çiftçi A: Effects of different root canal obturation techniques on bacterial penetration. Oral Surgery, Oral Medicine, Oral Pathology, Oral Radiology, and Endodontology, 2006; 102(4): e88-e92.

43) Khayat A, Lee SJ, Torabinejad M: Human saliva penetration of coronally unsealed obturated root canals. Journal of Endodontics, 1993; 19(9): 458-461.

44) Goldfein J, Speirs C, Finkelman M, Amato R: Rubber dam use during post placement influences the success of root canal-treated teeth. Journal of endodontics, 2013; 39(12): 1481-1484.

45) Stankiewicz NR, Wilson PR: The ferrule effect: a literature review. International endodontic journal, 2002; 35(7): 575-581.

46) Schwartz RS, Robbins JW: Post placement and restoration of endodontically treated teeth: a literature review. Journal of endodontics, 2004; 30(5): 289-301.

47) Cormier CJ, Burns DR, Moon P: In vitro comparison of the fracture resistance and failure mode of fiber, ceramic, and conventional post systems at various stages of restoration. Journal of Prosthodontics, 2001; 10(1): 26-36.

48) Newman MP, Yaman P, Dennison J, Rafter M, Billy E: Fracture resistance of endodontically treated teeth restored with composite posts. The Journal of prosthetic dentistry, 2003; 89(4): 360-367.

49) Ferrari M, Vichi A, Mannocci F, Mason, PN: Retrospective study of the clinical performance of fiber posts. American journal of dentistry, 2000; 13(Spec No): 9B-13B.

50) Lambjerg-Hansen H, Asmussen, E: Mechanical properties of endodontic posts. Journal of oral rehabilitation, 1997; 24(12): 882-887.

51) Mangold JT, Kern M: Influence of glass-fiber posts on the fracture resistance and failure pattern of endodontically treated premolars with varying substance loss: an in vitro study. The Journal of prosthetic dentistry, 2011; 105(6): 387-393.

52) Martinez-Insua A, Da Silva L, Rilo B, Santana U: Comparison of the fracture resistances of pulpless teeth restored with a cast post and core or carbon-fiber post with a composite core. The Journal of prosthetic dentistry, 1998; 80(5): 527-532.

53) Salameh Z, Ounsi HF, Aboushelib, MN, Sadig W, Ferrari M: Fracture resistance and failure patterns of endodontically treated mandibular molars with and without glass fiber post in combination with a zirconia-ceramic crown. Journal of dentistry, 2008; 36(7): 513-519.

54) Goodacre CJ, Spolnik KJ: The prosthodontic management of endodontically treated teeth: a literature review. Part III. Tooth preparation considerations. Journal of Prosthodontics, 1995; 4(2): 122-128.

55) Sorensen, JA., Martinoff JT: Clinically significant factors in dowel design. The Journal of Prosthetic Dentistry, 1984; 52(1): 28-35.

56) Büttel L, Krastl, G, Lorch H, Naumann M, Zitzmann NU, Weiger R: Influence of post fit and post length on fracture resistance. International endodontic journal, 2009; 42(1): 47-53.

57) 時庭由美子：支台築造用コンポジットレジンに対するファイバーポストの配置に関する研究. 日本補綴歯科学会誌, 2010; 2(3), 167-176.
58) Li Q, Xu B, Wang Y, Cai, Y: Effects of auxiliary fiber posts on endodontically treated teeth with flared canals. Operative dentistry, 2011; 36(4): 380-389.
59) Silva GRD, Santos-Filho PCDF, Simamoto-Júnior, PC, Martins LRM, Mota ASD, Soares CJ: Effect of post type and restorative techniques on the strain and fracture resistance of flared incisor roots. Brazilian dental journal, 2011; 22(3): 230-237.
60) Maceri F, Martignoni M, Vairo G: Mechanical behaviour of endodontic restorations with multiple prefabricated posts: a finite-element approach. Journal of biomechanics, 2007; 40(11): 2386-2398.
61) Abramo-vitz I, Lev R, Fuss Z, Metzger Z: The unpredictability of seal after post space preparation: a fluid transport study. Journal of endodontics, 2001; 27(4), 292-295.
62) Mattison GD, Delivanis, PD, Thacker RW, Hassell KJ: Effect of post preparation on the apical seal. The Journal of prosthetic dentistry, 1984; 51(6): 785-789.
63) Solano F, Hartwell G, Appelstein C: Comparison of apical leakage between immediate versus delayed post space preparation using AH Plus sealer. Journal of Endodontics, 2005; 31(10): 752-754.
64) Abramovitz, I, Tagger M, Tamse A, Metzger Z: The effect of immediate vs. delayed post space preparation on the apical seal of a root canal filling: a study in an increased-sensitivity pressure-driven system.Journal of endodontics,2000; 26(8): 435-439.
65) Gateau P, Sabek M, Dailey B: In vitro fatigue resistance of glass ionomer cements used in postand-core applications. The Journal of prosthetic dentistry, 2001; 86(2): 149-155.
66) Pilo R, Cardash HS, Levin E, Assif, D: Effect of core stiffness on the in vitro fracture of crowned, endodontically treated teeth. The Journal of prosthetic dentistry, 2002; 88(3): 302-306.
67) Reid LC, Kazemi RB, Meiers JC: Effect of fatigue testing on core integrity and post microleakage of teeth restored with different post systems. Journal of Endodontics,2003; 29(2): 125-131.
68) Mjör IA, Smith MR, Ferrari M, Mannocci F: The structure of dentine in the apical region of human teeth. International Endodontic Journal, 2001; 34(5): 346-353.
69) Mannocci F, Pilecki P, Bertelli E, Watson TF: Density of dentinal tubules affects the tensile strength of root dentin. Dental materials, 2004; 20(3): 293-296.
70) Yoshikawa T, Sano H, Burrow MF, Tagami J, Pashley DH: Effects of dentin depth and cavity configuration on bond strength. Journal of Dental Research, 1999; 78(4): 898-905.
71) JÖRGENSEN KD, ITOH K, MUNKSGAARD EC, ASMUSSEN E: Composite wall to wall polymerization contraction in dentin cavities treated with various bonding agents. European Journal of Oral Sciences, 1985; 93(3): 276-279.
72) Pashley DH, Tay FR, Yiu C, Hashimoto M, Breschi L, Carvalho, RM, Ito S: Collagen degradation by host-derived enzymes during aging. Journal of Dental Research,2004; 83(3): 216-221.
73) Duck-Su KIM, Park SH, Sun-Young KIM: Effect of EDTA treatment on the hybrid layer durability in total-etch dentin adhesives. Dental materials journal, 2011; 30(5), 717-722.
74) Osorio R, Erhardt MCG, Pimenta, LAF, Osorio E, Toledano M: EDTA treatment improves resin-dentin bonds' resistance to degradation. Journal of Dental Research, 2005; 84(8): 736-740.
75) De Munck JD, Van Landuyt K, Peumans M, Poitevin A, Lambrechts P, Braem M, Van Meerbeek B: A critical review of the durability of adhesion to tooth tissue: methods and results. Journal of dental research, 2005; 84(2): 118-132.
76) Van Meerbeek, B, De Munck J, Yoshida Y, Inoue S, Vargas M, Vijay P, Vanherle, G: Adhesion to enamel and dentin: current status and future challenges. OPERATIVE DENTISTRY-UNIVERSITY OF WASHINGTON, 2003; 28(3): 215-235.
77) Tay FR, Pashley DH: Have dentin adhesives become too hydrophilic?. Journal-Canadian Dental Association, 2003; 69(11): 726-732.
78) Chersoni S, Acquaviva GL, Prati C, Ferrari M, Grandini S, Pashley DH, Tay FR: In vivo fluid movement through dentin adhesives in endodontically treated teeth. Journal of Dental Research, 2005; 84(3): 223-227.
79) Rueggeberg FA, Margeson DH: The effect of oxygen inhibition on an unfilled/filled composite system. Journal of dental research, 1990; 69(10): 1652-1658.
80) Morris, MD, Lee KW, Agee KA, Bouillaguet S, Pashley DH: Effects of sodium hypochlorite and RC-prep on bond strengths of resin cement to endodontic surfaces. Journal of Endodontics, 2001; 27(12): 753-757.
81) Ozturk B, Özer F: Effect of NaOCl on bond strengths of bonding agents to pulp chamber lateral walls. Journal of endodontics, 2004; 30(5), 362-365.
82) Ngoh EC, Pashley DH, Loushine RJ, Weller RN, Kimbrough WF: Effects of eugenolon resin bond strengths to root canal dentin. Journal of Endodontics,2001; 27(6): 411-414.
83) Schwartz RS: Adhesive dentistry and endodontics. Part 2: bonding in the root canal system-the promise and the problems: a review. Journal of Endodontics,2006; 32(12), 1125-1134.
84) Rödig T, Vogel S, Zapf A, Hülsmann M: Efficacy of different irrigants in the removal of calcium hydroxide from root canals. International endodontic journal, 2010; 43(6): 519-527.

85) Hebling J, Pashley DH, Tjäderhane L, Tay FR: Chlorhexidine arrests subclinical degradation of dentin hybrid layers in vivo. Journal of Dental Research, 2005: 84(8), 741-746.
86) Ng YL, Mann V, Gulabivala K: A prospective study of the factors affecting outcomes of nonsurgical root canal treatment: part 1: periapical health. Int Endod J, 2011 Jul; 44(7): 583-609.
87) Ray HA, M Trope: "Periapical status of endodontically treated teeth in relation to the technical quality of the root filling and the coronal restoration. " International endodontic journal, 1995; 28(1) :12-18.
88) Vire DE: Failure of endodontically treated teeth: classification and evaluation. J Endod, 1991 Jul; 17(7): 338-342.
89) Salehrabi R, Rotstein I: Endodontic treatment outcomes in a large patient population in the USA: an epidemiological study. J Endod, 2004; 30(12): 846-850.
90) Aquilino SA, Caplan DJ: Relationship between crown placement and the survival of endodontically treated teeth. J Prosthet Dent, 2002; 87: 256-263.
91) Sorensen JA, Martinoff JT: Intracoronal reinforcement and coronal coverage: a study of endodontically treated teeth. J Prosthet Dent, 1984; 51(6): 780-784.
92) Trope M, Maltz DO, Tronstad L: Resistance to fracture of restored endodontically treated teeth. Endod Dent Traumatol, 1985; 1(3): 108-111.
93) Soares PV, Santos-Filho PC, Martins LR, Soares CJ: Influence of restorative technique on the biomechanical behavior of endodontically treated maxillary premolars. PartI: fracture resistance and fracture mode. Journal of Prosthetic Dentistry, 2008; 99, 30-37.
94) Xie KX, Wang XY, Gao XJ, Yuan CY, Li JX, Chu CH: Fracture resistance of root filled premolar teeth restored with direct composite resin with or without cusp coverage. Int Endod J, 2012 Jun; 45(6): 524-529.
95) Nagasiri R, Chitmongkolsuk S: Long-term survival of endodontically treated molars without crown coverage:A retrospective cohort study J Prosthet Dent, 2005; 93: 164-170.
96) Hansen EK, Asmussen E, Christiansen NC: In vivo fractures of endodontically treated posterior teeth restored with amalgam. Endod Dent Traumatol, 1990; 6: 49-55
97) Linn J, Messer HH: Effect of restorative procedures on the strength of endodontically treated molars J Endod: 1994; 20: 10: 479-485
98) Hannig, Christian, et al. : "Fracture resistance of endodontically treated maxillary premolars restored with CAD/CAM ceramic inlays". The Journal of prosthetic dentistry, 2005; 94(4): 342-349.
99) Hood JAA: Biomechanics of the intact, prepared and restored tooth: some clinical implications. Int Dent J, 1991; 41: 25-32.
100) Blaser PK, Lund MR, Cochran MA, Potter RH: Effect of designs of Class 2 preparations on resistance of teeth to fracture. Oper Dent: 1982; 8(1): 6-10.
101) Howe CA, McKendry DJ: Effect of endodontic access preparation on resistance to crownroot fracture. J Am Dent Assoc, 1990; 121(6): 712-715.
102) Cavel WT, Kelsey WP, Blankenau RJ: An in vivo study of cuspal fracture. J Prosthet Dent, 1985 Jan; 53(1):38-42.
103) Blaser PK, Lund MR, Cochran MA, Potter RH: Effects of designs of Class 2 preparations on resistance of teeth to fracture. Oper Dent 1983; 8: 6-10.
104) Fennis WM, Kuijs RH, Kreulen CM, Roeters FJ, Creugers NH, Burgersdijk RC: A survey of cusp fractures in a population of general dental practices. Int J Prosthodont, 2002 Nov-Dec; 15(6): 559-563.
105) Shahrbaf S, Mirzakouchaki B, Oskoui SS, Kahnamoui MA: The effect of marginal ridge thickness on the fracture resistance of endodontically-treated, composite restored maxillary premolars. Operative Dentistry, 2007; 32: 285-290.
106) Mondelli J, Steagall L, Ishikiriama A, Navarre M, Scares FB: Fracture strength of human teeth with cavity preparations. J Prosthet Dent, 1980; 43: 419-422.
107) Hood JAA: Biomechanics of the intact, prepared and restored tooth: some clinicalimplications. Int Dent J, 1991; 41: 25-32.
108) Panitvisai P, Messer HH: Cuspal deflection in molars in relation to endodontic and restorative procedures. J Endod, 1995; 21: 57-61.
109) Albert C. Goerig Leonard A. Mueninghoff: Management of the endodontically treated tooth. Part I: Concept for restorative designs. J Prosthet Dent, 1983 Mar; 49(3): 340-345.
110) Cameron CE: The cracked tooth syndrome: Additionalfindings. J Am Dent Assoc, 1976; 93: 971-975.
111) Hansen EK, Asmussen E: In vivo fractures of endodontically treated posterior teeth restored with enamel-bonded resin. Endod Dent Traumatol, 1990; 6: 218-225.
112) Denehy GE, Torney DL: Internal enamel reinforcement through micromechanical bonding. Journal of Prosthetic Dentistry, 1976; 36: 171-175.
113) Brunthaler, A., et al. : "Longevity of direct resin composite restorations in posterior teeth: a review". Clinical oral investigations, 2003; 7(2): 63-70.
114) Hashimoto, M., et al. : "In vivo degradation of resin-dentin bonds in humans over 1 to 3 years." Journal of Dental Research, 2000, 79(6): 1385-1391

115) Söderholm, K, et al.: "Hydrolytic degradation of dental composites." Journal of Dental Research, 1984; 63(10): 1248-1254.

【監修・著者】

石井 宏

1993年　神奈川歯科大学卒業
1996年　東京都板橋区にて開業
2006年　ペンシルバニア大学大学院歯内療法学科卒業
2007年　東京都港区にて歯内療法専門医院開業

ペンシルバニア大学歯学部歯内療法学科非常勤講師
Penn Endo Study Club in Japan主宰
石井歯内療法研修会主宰
日本歯内療法学会専門医
米国歯内療法学会スペシャリストメンバー

尾上 正治

1994年　神奈川歯科大学卒業
2000年　東京都渋谷区にて開業

日本歯内療法学会会員
米国歯内療法学会会員

田中 浩祐

2002年　日本歯科大学歯学部卒業
2014年　ペンシルバニア大学大学院歯内療法学科卒業
現在　　石井歯科医院(東京都港区)勤務

日本歯内療法学会会員
米国歯内療法学会スペシャリストメンバー

大森 さゆり

2006年　昭和大学歯学部卒業
2010年　昭和大学歯学部歯科補綴学大学院修了 博士号取得
　　　　昭和大学歯科病院勤務
2012年　東京都渋谷区にて開業

日本歯内療法学会会員
米国歯内療法学会会員
日本歯科補綴学会会員
昭和大学歯学部歯科補綴学教室 兼任講師

破折を予防する歯内療法と
その後の修復処置5つのチェックポイント

発 行 日	2018年4月1日　第1版第1刷
監　　著	石井 宏
著　　者	尾上正治、田中浩祐、大森さゆり
発 行 人	濱野 優
発 行 所	株式会社デンタルダイヤモンド社 〒113-0033 東京都文京区本郷3-2-15 新興ビル TEL 03-6801-5810（代） http://www.dental-diamond.co.jp/ 振替口座　00160-3-10768
印 刷 所	株式会社エス・ケイ・ジェイ

©Hiroshi ISHII 2018 Printed in Japan
落丁、乱丁本はお取り替えいたします。

- 本書の複製権・翻訳権・上映権・譲渡権・公衆送信権（送信可能化権を含む）は、(株)デンタルダイヤモンド社が保有します。
- JCOPY 〈(社)出版社著作権管理機構 委託出版物〉
本書の無断複製は著作権法上の例外を除き禁じられています。
複写される場合は、そのつど事前に(社)出版社著作権管理機構（電話03-3513-6969、FAX03-3513-6979、e-maill:info@jcopy.or.jp）の許諾を得てください。